KB147307

따뜻한 물
**6**잔의
기적

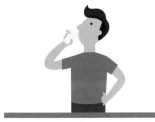

단순하지만 결정적인
초간단 건강법

# 따뜻한 물
# 6잔의 기적

조옥구 지음

한스컨텐츠

# 좋은 습관에서 건강이 나오고
# 나쁜 습관에서 질병이 찾아온다

내가 건강법을 연구하게 된 동기는 육아에서 시작됐다. 아이들이 어린 시절 아플 때 의사인 나조차 소아과 다니기에 급급했다. 소아과 진료 외에는 딱히 다른 방법이 없었다. 그러던 어느 날 의문이 들었다. '의사인 내가 아이가 아플 때 병원을 드나드는 방법 외에는 다른 방법이 없다는 말인가?' 하는 생각이 들면서 식이요법 연구를 시작한 것이 계기가 되어 오늘까지 이르렀다.

식이요법 연구를 직접 집에서 실천하면서 아이들이 건강해지고 소아과 가는 횟수도 점점 뜸해지면서 건강법의 중요성을 알게 되었다. 지금까지 연구한 결과를 어떻게 하면 잘 활용할 수 있을지 고민하는 중에 책을 내자는 요청이 있었고 그 제안을 받아들여 글을 쓰기 시작했다.

이 책은 3가지 목적을 가지고 있다.

첫 번째는 가족을 위해서다. 연구하는 동안 가족의 수많은 인내와 수고가 있었다. 내 연구를 위해 수많은 제약이 있었음에도 기꺼이 참아주고 도와준 아내와 아들에게 고마움을 전한다. 집안 이야기이지만 나는 7남매 중 막내다. 형제들의 도움이 있었기에

대학을 다닐 수 있었고 지금 이 자리에 있다. 글을 써서 그간의 연구를 알려주는 것이 가족에게 조금이라도 보답하는 길이라 생각했다.

아들에게는 미안함이 있다. 어렸을 적 아팠을 때 집에서 쉬게 하면서 몸을 돌봐줘야 했는데 맞벌이를 하다 보니 아들을 돌봐줄 곳이 마땅치 않았다. 그래서 아프면 무조건 밤새 치료해 다음날 등교시켰다.

나도 어렸을 적에 팔꿈치 탈골로 일주일간 집에서 쉬면서 책도 읽고 마음껏 쉬었던 기억이 있다. 그런데 아들에게는 이런 기억이 없다. 오죽했으면 아파서 결석해보는 게 소원이겠는가. 다른 친구들은 아프면서 누려볼 수 있는 경험을 하지 못하고 결국 고등학교를 졸업했으니 그 기억은 평생 머릿속에 남아 두고두고 아쉬워할 것 같다.

아들에게 아직도 미안하다. 그러나 결석하지 않는 근면과 성실성이 몸에 배도록 교육시키고자 하는 의도도 있었으니 이 점을 아들이 알아주었으면 한다. 아들에게 이렇게 글을 써서 연구한 경험을 남겨줌으로써 미안함을 대신하고자 한다.

두 번째는 그동안 강의를 들었던 많은 사람의 요청에 부응하기 위해서다. 그간 몇 년간 강의를 하면서 많은 사람이 자료를 요청해왔다. 옆에 두고 틈틈이 챙겨보고 싶다면서 말이다. 그럴 때마다 책이라도 있었으면 좋겠다는 말을 종종 들었다. 그래서 책을 쓰고 있으니 출간되면 그때 가서 챙겨보라고 했는데 이제야 그약속을 지킬 수 있게 됐다.

세 번째는 해외에서 살고 있는 많은 사람을 위해서다. 해외에서 종종 지인들이 아플 때 도움을 받으려고 연락을 해온다. 때로는 건강 문제가 해결되지 않으면 한국에 다시 돌아와야 하는 위중한 상태도 있었으나 다행히 지도해준 방법대로 실천해 건강을 회복해서 잘 지내는 경우를 종종 보곤 했다. 그럴 때마다 미리 몸 관리를 해서 아프지 않도록 하는 게 얼마나 중요한지 강조하곤 한다.

한국도 이제는 국력이 신장돼 전 세계에 퍼져나가 살고 있다. 그런데 한국만큼 의료의 접근성이 좋은 나라도 없다고 한다. 한국에 있을 때는 몰랐다면서 미리 몸을 챙길 수 있는 방법이 없냐고 되묻곤 한다. 그때 도움을 주었던 내용을 중심으로 책을 쓰면 옆에 놓고 챙겨볼 날이 올 것이라고 했는데 이제야 그 약속을 지킬 수 있게 됐다.

이 책의 내용은 모르는 사람이 없다. 매우 쉽다. 단지 얼마나 중요한 것인지 모르고 있었으며, 체계적으로 모르고 있었을 뿐이다. 그 어려운 의학 용어도 거의 없다. 초등학교 5학년 정도면 이해할 수 있다. 가족 강의를 할 때 초등학교 5학년에게 물어보면 하나도 어렵지 않고 이해하기 쉽다고 말하던 기억이 떠오른다.

그런데 중요한 것은 실천이다. 내용은 쉽지만 실천하는 데는 많은 노력이 필요하다. 실천해서 습관을 들이면 그때는 편해진다. 평생 찬물을 마셨던 분에게 속는 셈 치고 한 달 동안만 따뜻한 물을 마셔보라고 권해서 실천한 분은 다시 찬물을 마시라고 하면 이제는 찬물을 못 마시겠다고 말씀하시는 분이 대부분이다. 그만큼 습관이 중요하다. 건강을 한마디로 말하라면 나는 '습관'이라고 말한다. 좋은 습관에서 건강이 나오고 나쁜 습관에서 질병이 찾아온다.

이 책은 한 번 보고 끝나는 책이 아니라 곁에 두고 습관이 될 때까지 반복해서 보는 책이요, 주변 사람이나 가족에게 권해주는 책이다. 아무쪼록 많은 사람에게 도움이 되었으면 한다.

나는 외과를 전공한 의사다. 많은 사람이 외과 의사가 왜 이런 일을 하냐고 묻는다. 대답은 간단하다. 이렇게 하는 사람이 없으니 하는 것이라고 답한다. 그리고 의사 중에 이런 일을 하는 의사가 한 명쯤은 있어도 괜찮지 않겠냐고 한다. 영화 〈사운드 오브 뮤직〉에 이런 대사가 있다. "하나님은 한쪽 문을 닫으실 때 다른 한쪽 창문을 열어놓으신다."

나는 항상 이런 생각을 가지고 있다. 내가 아플 때 이 세상 어딘가에는 나를 고쳐줄 수 있는 의사가 있지 않겠는가. 단, 살아가면서 그런 의사를 만날 수도 있고 그렇지 못할 수도 있지 않겠는가. 나는 그런 의사가 되고 싶다.

내가 처음부터 이 길을 가야겠다고 결심하고 온 것은 아니다. 성경에 "사람이 마음으로 자기의 앞길을 계획하지만, 그 발걸음을 인도하시는 분은 주님이시다"(잠언 16장 9절)라는 말씀처럼 내게 주어진 상황에서 문제를 해결하다 보니 그 발걸음이 여기까지 오게 되었다. 그 과정에서 수많은 만남을 통해 여기까지 인도하신 하나님께 감사한다. 나를 믿고 잘 따라준 그간 만났던 수많은 환자에게도 고마움을 전한다.

마지막으로 일일이 다 거명할 수는 없으나 나를 위해 알게 모르게 도와주고 응원해준 모든 분, 부족한 본인을 강의할 수 있도록 배려해준 한국은퇴설계연구소 권도형 대표, 책으로 나오기까지 물심양면 도와주고 수고해준 한스컨텐츠 최준석 대표께 진심으로 감사드린다.

2019년 6월

조 옥 구

# 차례

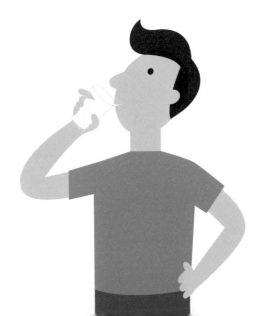

이 책에서 소개하는 건강법은 비용이 들지 않고,
부작용은 없으며, 습관을 들이면 평생 사용할 수 있다.
연구를 하면서 직접 몸에 테스트하면서 장단점을 파악해
환자들에게 소개할 때는 해가 되지 않는 방법만을
소개해주기 때문이다.

# PART 01

# 작은 습관이 평생
# 건강을 만든다

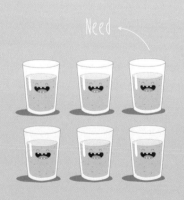

# 01

## 명의란

명의와 작은 명의의 차이점

•

명의는 병을 잘 고쳐서 이름난 의사다. 작은 명의는 아프기 전에 몸 관리를 잘해 건강을 유지하는 사람이다. 이른바 우리가 말하는 명의는 의과대학을 졸업하고 수련의 과정을 거쳐 전문의가 돼 전문 과목에서 환자의 질병을 잘 치료하는 의사를 말한다.

모든 사람이 의사가 될 수 없을뿐더러 의사들 중에서도 명의라는 소리를 듣는 것은 지극히 어렵다. 그러나 작은 명의는 의과대학을 나오지 않아도, 의학적인 전문 지식이 없어도 될 수 있다. 의학적인 상식을 통해 질병 예방을 위해 노력하면 되기 때문이

| 구분 | 명의 | 작은 명의 |
|---|---|---|
| 차이점 ① | 치료 | 예방 |
| 차이점 ② | 전문 의학 지식 | 의학 상식 |

다. 명의가 되려면 제한이 많고 소수에게만 열려 있는 길이지만, 작은 명의가 되는 길은 남녀노소에 관계없이 누구에게나 열려 있다.

## 예방을 위한 처방은 쉽게 접할 수 없다

●

키케로는 "사람을 건강하게 만드는 것만큼 인간을 신에 가까운 존재로 만드는 일은 없다"고 말함으로써 의사로서 환자를 치료하는 일의 신성함을 강조했다.

공자는 "의사에게 대가를 지불하는 것은 그가 병을 고치기 때문이 아니라, 병이 일어나지 않도록 하기 때문"이라면서 예방의 중요성을 강조했다. 그러나 우리는 예방을 위한 처방은 쉽게 접할 수가 없다.

필자는 개업 당시에 감기 환자가 오면 약 처방을 하면서, 예방을 위한 처방을 같이 해주곤 했다. 보통 초가을에는 감기 환자에게 약 처방과 함께 생강유자차를 매일 하루 한두 잔씩 다음 해 3월까지 마시라고 처방을 했다.

| 키케로 | 공자 |
|---|---|
| 사람을 건강하게 만드는 것만큼 인간을 신에 가까운 존재로 만드는 일은 없다. | 의사에게 대가를 지불하는 것은 병을 고치기 때문이 아니라, 병이 일어나지 않도록 하기 때문이다. |
| 의사로서의 신성함 강조 | 치료 및 예방의 중요성 강조 |

생강유자차를 꾸준히 마신 지 2개월 정도 지나면 감기에 잘 안 걸리고 그해 겨울과 환절기 그리고 봄을 무난하게 보낸다. 감기는 초봄까지 잘 걸리니 3월까지는 챙겨먹는 것이 좋다.

# 02

# 세컨드 오피니언을 받는
# 환자가 늘고 있다

당신은 어떤 의사를 만나서 진료 받고 싶은가

여러분은 병의 증상을 느끼기 전에 얼굴을 보고 발병하기 전에 미리 치료하는 의사를 가장 먼저 만나고 싶어 할 것이다. 그러나 현실에서는 이런 의사를 만나기가 거의 힘들다. 그리고 이런 의사를 만날지라도 환자는 본인이 느끼는 이상 증상이 전혀 없기 때문에 치료를 받았다는 생각조차 하지 못할 것이다.

두 번째 만나고 싶은 의사는 병이 미약할 때 알아차리고 치료하는 의사일 것이다. 즉 조기 발견, 조기 치료하는 의사다. 과학의 발전에 힘입어 의학 또한 눈부시게 발전하고 있다. 특히 암 환자일지라도 조기 발견, 조기 치료하면 결과가 좋다.

아이러니하게도 명의는 우리가 가장 먼저 만나고 싶어 하는 의사와는 정반대에 해당한다. 사람들은 병이 커진 후 고통을 느낄 때 비로소 진료를 받고 이에 따라 처방이나 수술을 받는다. 우리가 흔히 명의라고 하는 대부분의 경우가 여기에 해당한다.

| 환자 | 의사 |
|---|---|
| ① 병의 증상을 느끼기 전에 얼굴을 보고 발병하기 전에 미리 치료하는 의사 | 화타의 큰형 |
| ② 병이 미약할 때 알아차리고 치료하는 의사 | 화타의 작은형 |
| ③ 병이 커진 후 고통을 호소할 때 처방하고 수술하는 의사 | 화타 |

병이 커진 후 고통을 호소할 때 처방하고 수술하는 의사

●

고대 중국 역사에 유명한 의사 화타가 있다. 병이 난 사람을 기막힌 처방과 시술로 고쳐주는 의사였다. 화타에게는 의술이 뛰어난 두 형이 있었다. 어느 날 위나라 황제가 화타에게 물었다.

"그대 삼형제 중 누가 병을 제일 잘 치료하는가?"

"제일 큰형입니다."

"왜 그런가. 세상에는 그대가 명의라고 알려져 있지 않은가?"

"큰형은 어떤 이가 아프기도 전에 미리 얼굴빛을 보고 병이 있음을 예측하고 치료합니다. 따라서 그 원인을 제거해 치료하므

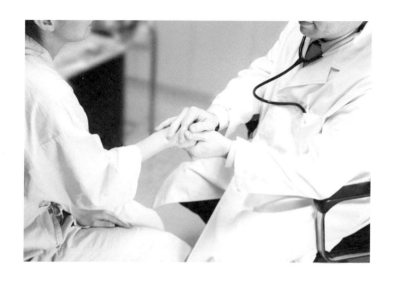

로 환자는 아픈 것조차 모르고 있는 상태에서 치료를 받습니다. 그러므로 환자는 고통 없이 큰 병이 사라졌다는 것조차 모르니 의술이 가장 훌륭한 명의입니다. 그럼에도 불구하고 명의로 소문나지 않았습니다."

"그다음은 누구인가?"

"작은형입니다. 작은형은 환자의 병세가 미미한 상태에서 병을 알아보고 치료해줍니다. 조기에 발견해 조기에 치료하니 병세가 미미한 환자는 큰 병으로 발전할 자신의 상태를 낫게 해주었다고 생각을 못합니다. 미병 상태에서 병을 발견하고 치료해 큰 병으로 발전하지 않고 낫게 해주니 두 번째로 실력이 뛰어난 명의입니다."

"그러면 화타 그대는?"

"마지막으로 저는 병이 진행된 상태에서 환자가 고통당할 때 비로소 병을 진단하고 치료합니다. 환자의 병이 이미 커진 상태이므로 약을 사용하고 때로는 수술도 시행합니다. 사람들은 그런 저를 보고 자신들의 큰 병을 고쳐주었다고 믿습니다. 제가 세상 사람들에게 명의로 알려진 이유는 여기에 있을 뿐입니다."

그런데 흥미로운 점은 화타의 두 형은 화타와 비교해 의술이 뛰어났음에도 역사에서 그 이름을 찾아볼 수가 없다. 그러고 보면 일단 큰 병이 나서 고통을 받을 때 고쳐준 의사는 환자의 고마움이 극에 달하면서 명의로 기억되는 경우가 많다.

그러나 병의 조짐을 미리 알고 이를 예방하도록 유도해 병이 들지 않게 도와주면 고맙기는 하지만 큰일이 터지지 않고 별일 없이 넘어갔다는 점에서 환자가 느끼는 고마움의 정도가 약해지는 것인지도 모른다.

## 세컨드 오피니언을 추천하는 이유

실력과 유명세는 반드시 비례하지 않는다. 그러기에 세컨드 오피니언을 두라고 권하고 싶다.

우리는 병원에서 충분한 설명을 들을 수 있는 시간적인 여유가 없다. 대부분의 의사들은 바쁘기 때문이다. 그렇기에 마음 놓고

자기의 궁금한 점을 물어볼 수 있는 단골 의사를 만들어서 도움을 받는 것이 좋다. 바로 세컨드 오피니언이다. 다른 의사에게 진단과 치료법을 상세히 묻고 의견을 구하는 것을 세컨드 오피니언이라고 한다.

다음과 같은 경우에 세컨드 오피니언을 구하는 것이 좋다. 수술을 결정해야 할 때, 환자의 질병에 대해 명확한 진단을 못하거나 설명이 충분치 않을 때, 희귀 난치성 질환 또는 중병일 때 등이다. 이런 경우 삼심제 즉, 다른 병원의 의견을 구해보는 것이 바람직하다.

# 병은 말을 타고 들어와서 거북이를 타고 나간다

비용이 들지 않는 건강법

이 책에서 소개하는 건강법은 비용이 들지 않고, 부작용은 없으며, 습관을 들이면 평생 사용할 수 있다. 연구를 하면서 직접 몸에 테스트하면서 장단점을 파악해 환자들에게 소개할 때는 해가 되지 않는 방법만을 소개해주기 때문이다.

나는 1999년 군의관 시절부터 건강법 연구를 시작했다. 시작할 때 3가지 원칙을 세웠다. 첫째, 직접 해볼 것. 둘째, 환자에게 해가 되지 않을 것. 셋째, 누구에게나 적용 가능할 것. 이 원칙을 가지고 연구했기에 이 책에서 추천하는 방법은 안심하고 사용할 수 있다.

●

그러면 왜 이런 연구를 시작했는가? 군의관 시절에 외출 넘버 투였다. 왜 넘버 투가 되었냐 하면 당시 애들이 어려서 감기 걸리면 소아과 진료 받으러 가야 하니 외출을 했기에 넘버 투가 되었다. 그러던 어느 날 문득 이런 생각이 들었다. '내가 의사인데 왜 내 아이들 감기 하나 치료하지 못하고 이렇게 소아과 진료를 하러 외출을 해야 하나?'

그래서 그때부터 연구를 시작했다. 맨 처음 연구한 분야가 식이요법 분야다. 식이요법 연구를 적용한 결과, 다음해에는 한 번도 소아과를 가질 않았다. 감기에 걸리지 않아서다. 이 일을 계기로 의사가 되는 교과 과정 중에서는 배울 수 없었던 수많은 건강법을 연구하고 배울 수 있었다.

때론 아들에게 미안함이 있다. 아프면 아픈 대로 느끼면서 배우는 것이 있을 텐데, 무조건 안 아프게 하는 것이 목표가 돼서 그런 기회를 경험하지 못하게 했기 때문이다.

사막 한가운데 나무 한 그루가 서 있다. 사막 같은 거친 환경에서 나무가 살 수 있는 이유는 뿌리가 깊고 튼튼하기 때문이다. 《논어》〈학이편〉에 나오는 '군자무본, 본립이도생(君子務本 本立而道生)'처럼 기본에 충실할 때 길이 보인다. 건강의 기본을 체계적으로 속 시원하게 가르쳐주는 곳이 없기에 이 책이 많은 도움이

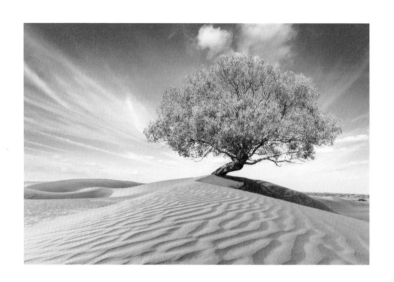

되기를 바란다. 무엇보다 건강에 대한 기준점을 가지고 있어야 본인의 건강관리에 대한 명확한 기준을 세울 수 있다.

습관을 들이면 평생 가는 건강법

건강을 지키기 위한 뿌리가 되는 가치관은 무엇인가? 네덜란드 속담에 "병은 말을 타고 들어와서 거북이를 타고 나간다"는 말이 있다. 병은 걸리기는 쉬워도 고치기는 어려워 그만큼 많은 비용과 노력을 필요로 한다. 예방이 훨씬 더 중요한 말일 것이다.

건강을 지키기 위해 무슨 일이 있어도 이것만은 하지 않겠다고 결심한 마지노선이 있는가? 가령 술은 마셔도 1병 이상 마시지 앉겠다든지 혹은 밤 10시 이후에는 술을 마시지 않겠다든지 말이다. 담배는 단계적으로 줄여나가기 위해 하루 5개비 이상은 피우지 않겠다든지 등등 다양한 결심을 할 수 있을 것이다.

건강을 지키기 위해 어떻게 노력하고 있는가? 운동을 매일 15분 규칙적으로 한다, 2~3개 층은 승강기보다 가급적 계단을 이용한다, 집에서 한 정거장 미리 내려서 걷는다, 스마트폰은 수면 건강을 위해 밤 10시 이후에는 자제한다 등등 다양한 노력을 할 수 있을 것이다.

간혹 노력과 하지 않겠다고 결심한 마지노선이 비슷한 부분이 많다. 노력은 긍정적 사고(positive thinking) 중심이라면 마지노선은 부정적 사고(negative thinking) 중심이라서 그렇다.

# 04

# 사람은
# 뇌부터 늙어간다

노화가 되면 뇌의 무게부터 줄어든다

•

이제부터 본격적으로 신체의 변화를 알아보자.

70대의 뇌는 20대 또는 30대와 비교해 무게가 약 8~10% 정도 감소한다. 성인 70kg 기준으로 뇌의 무게는 약 2%, 1,400g이다. 1,400g의 8~10%, 112~140g 정도 감소한다. 뇌의 무게는 일반적으로 45~50세부터 감소가 시작해 86세 이후에는 만 18세 때의 뇌 무게보다 약 11% 감소한다는 학자들의 보고도 있다.

뇌의 무게의 감소 변화는 주로 뇌의 겉부분인 피질의 두께가 점진적으로 얇아지면서 일어난다. 여기서 피질의 역할을 알고 있어

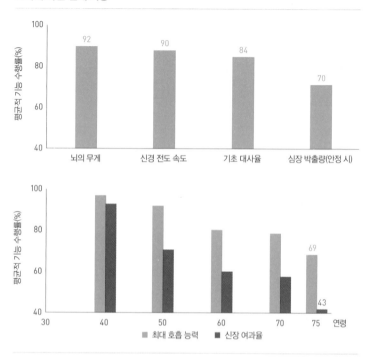

야 노년기에 일어나는 수많은 변화를 이해하는 데 도움이 된다. 대뇌 피질은 뇌의 가장 표면에 위치하며, 2~4mm 정도의 두께다. 피질의 기능은 부위에 따라 각각 다르며 기억, 집중, 사고, 언어, 각성 및 의식 등을 담당한다. 그러므로 피질의 노화로 인한 퇴화는 이 같은 기능의 저하와 연관된 노인성 질환인 치매, 파킨슨씨병 등과 연결된다.

## 노화가 될수록 반응 시간이 길어진다

●

뇌에서 일어나는 또 다른 대표적인 퇴행성 변화는 신경 전달 속도의 저하다. 말초신경 전달 속도 저하, 감각의 저하, 반응 속도 저하가 일어나는 주된 이유는 신경 세포를 감싸고 있는 절연체 역할을 하는 수초(myelin sheath)의 퇴화 때문이다.

반응 시간(reaction time)이란 자극이 주어진 후부터 그 자극에 대한 반응적 행동이 나타나기까지의 시간을 의미하는데 나이가 들수록 반응 시간이 길어진다. 그리고 주어진 자극이 복잡할수록 반응 시간은 더욱 길어진다.

그러므로 노인들의 운동 반사가 느릴 수밖에 없는 것은 자연적인 현상이다. 단시간 내에 처리해야 할 일은 젊은이가 더 잘 할 수밖에 없으나, 시간의 제약을 크게 받지 않는 일은 나이 든 사람들도 잘 해낼 수 있다. 축적된 경험과 지식이 있기 때문이다.

## 나이가 들면 뱃살이 늘어나는 이유

●

기초 대사율은 100%에서 84% 정도로 감소한다. 기초 대사율의 감소는 여러 가지 의미가 있다. 기초 대사율이란 생명 유지에 필요한 최소한의 에너지를 의미한다. 여기에는 심장이 뛰는 것, 호흡하는 것, 간에서 독소를 해독하는 것, 수명이 다한 세포를

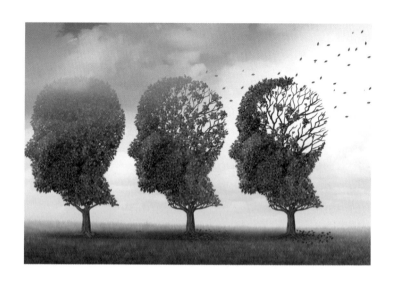

대체하기 위해 새로운 세포를 만드는 것, 몸에 들어온 병균과 싸우는 면역 활동, 음식물을 소화시키는 장의 활동, 소화를 돕는 소화 효소 분비, 새로운 호르몬 생산, 소변 생성 등에 이용되는 에너지의 양을 의미한다.

나이가 들어 기초 대사율이 감소한다는 것은 100을 먹어도 84밖에 사용이 안 되기에 나머지는 체내에 축적이 된다는 의미다. 따라서 나이가 들면 뱃살이 증가하기 마련이다. 기초 대사율은 기초 체온과도 연관이 있다.

기초 대사율 저하는 기초 체온 저하를 의미한다. 그러나 우리 신체는 기초 체온 저하를 그대로 방치하지 않는다. 지방을 증가시켜 지나친 기초 체온 저하를 방지한다. 지방의 역할 중 하나가 단열제이기 때문이다. 적당한 나잇살(체지방의 증가)은 신체의 변화에 따라 우리 몸에서 일어나는 적절한 변화다. 지나친 나잇살이 문제일 뿐이다.

## 50살부터는 심폐 기능에 신경 쓰자

●

심박출량 70%, 최대 호흡 능력 69%다. 이해하기 쉽게 나이 70살 때 심폐 기능 70%, 80살 때 60%, 90살 때 50%, 반대로 나이 60살 때 80%, 50살 때 90%라고 기억하면 쉽다.

50살 때 90%이니 50세부터는 심폐 기능을 적절하게 유지하기 위해 신경을 쓰라는 몸의 신호가 시작되는 출발점이다.

## 콩팥 질환자가 의외로 많다?

●

신장 기능의 지표인 여과율은 43%다. 보통 심폐 기능의 저하는 많이 알려져 있다. 그러나 우리 신체에서 가장 신체 기능의 노화가 많이 진행되는 장기가 콩팥이다.

실제로는 잘 모르고 있는 사람이 더 많다. 왜 그럴까? 이유는 환자수와 관련이 있다. 고혈압 환자와 당뇨 환자를 합하면 1,000만 명이 넘는다. 그러나 콩팥 질환자는 20만 명을 조금 넘을 뿐이다. 2017년 기준으로 우리나라 투석 인구가 10만 명을

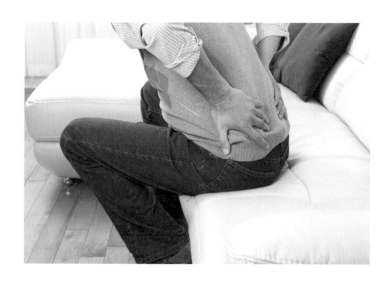

갓 넘었을 뿐이다. 당연히 환자수가 많은 질환이 방송 매체를 통해서 보도되는 횟수도 잦을 수밖에 없다.

### 통증으로 괴로운 노년이 기다리고 있다

●

우리나라에서 콩팥 기능 상실로 투석을 하는 대표 질환 2가지가 당뇨와 고혈압이다. 당뇨가 80%, 고혈압이 20%를 차지한다. 사람이 나이가 들면 몸이 여기저기 아프기 마련이다. 이로 인한 가장 흔한 증상은 통증이다.

통증을 해결하는 가장 손쉬운 방법은 진통 소염제를 복용하는 것이다. 그런데 콩팥 기능을 손상시키는 가장 흔한 약이 진통 소염제다. 나이가 들수록 약을 복용하는 경우가 많다. 어쩌다 한 두 번 약을 복용하는 경우는 괜찮을지 모르지만, 장기 복용을 해야 한다면 반드시 의사의 진찰과 피 검사로 콩팥 기능을 확인한 다음 약으로 인한 콩팥 기능 상실을 예방하는 것이 좋다.

**따뜻한 물을 마시면 생기는 놀라운 신체 변화 7가지**

따뜻한 물 6잔 ① 살이 빠진다

따뜻한 물 6잔 ② 코막힘 또는 기침에 좋다

따뜻한 물 6잔 ③ 생리통이 줄어든다

따뜻한 물 6잔 ④ 여드름과 뾰루지를 줄여준다

따뜻한 물 6잔 ⑤ 소화 기능을 향상시킨다

따뜻한 물 6잔 ⑥ 변비가 사라진다

따뜻한 물 6잔 ⑦ 비듬이 줄어든다

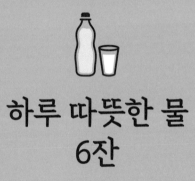

PART 02

하루 따뜻한 물
6잔

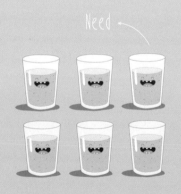

## 01

# 나이가 들면
# 몸도 같이 늙는다

노화의 과정에는 수많은 변화가 일어난다. 그 수많은 변화 중 대표적인 변화 2가지를 들자면 수분의 변화와 온도의 변화다.

### 주름살이 생기는 이유

첫 번째 큰 변화는 수분의 감소다. 막 태어난 영아와 유아는 몸무게의 70~80%가 수분이다. 청장년기에는 60%, 노년기에는 남자 55%, 여자 50%까지 체내 수분이 감소한다.

체내 수분 감소에 따른 눈에 보이는 가장 큰 신체 변화는 피부 변화다. 피부의 수분 변화는 주로 피하층에서 일어난다. 피하층

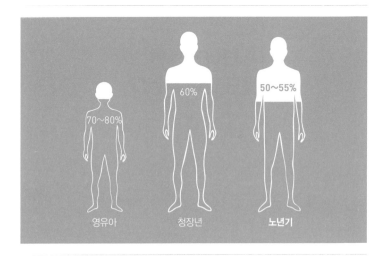

에는 혈관, 림프관, 미세 신경이 잘 발달돼 있다. 피부의 피하층의 수분이 감소함에 따라 피부에서 나타나는 가장 큰 변화는 피부의 주름살이다. 따라서 피부의 노화를 이야기할 때 피부의 보습을 많이 강조한다. 특히 화장품 광고는 반드시 보습 효과를 강조한다.

그런데 피부의 노화에서 수분의 변화는 주로 피하층에서 일어나기 때문에 외부에서 피부 보습력을 높이는 것도 중요하지만, 피부 노화를 예방하기 위한 가장 손쉬운 방법은 충분한 수분 섭취를 통해서 피부 안쪽의 피하층에 수분을 공급해주는 것이다. 심지어 뼈조차 22%가 수분으로 채워져 있다.

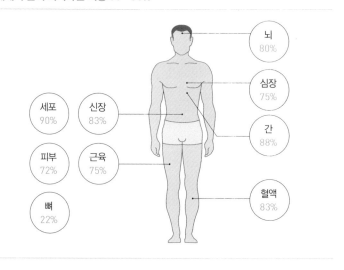

이렇듯 인체의 각 부분은 많은 양의 수분으로 채워져 있으므로 충분한 섭취가 중요하다.

하루 몇 잔의 물을 섭취하는 것이 좋을까?

●

수분 배설량과 흡수량의 균형이 중요하다. 하루 총 수분 배설량은 2,600cc다. 이것은 곧 흡수량도 2,600cc를 유지하는 것이 중요하다는 의미다. 보통 1일 수분 흡수량 중 500cc는 음식과 과일을 통해서 흡수한다. 나머지 2,100cc는 마셔서 보충하면 된다. 우리가 보통 사용하는 머그잔 1컵의 용량은 350cc 정도다. 하루

6잔의 물을 마시라고 권하는데, 350cc×6잔은 2,100cc가 된다. 그래서 하루 6잔을 마시라고 한다.

그런데 한국인의 음식은 주로 습식이다. 음식에 수분이 많이 포함돼 있다. 밥을 할 때도 물이 필요하고, 나물을 무칠 때도 끓는 물에 나물을 살짝 데치고, 국을 끓일 때도 물을 쓴다. 그러므로 하루 6잔 마시는 것이 어려우면 하루 5잔 정도 마시면 좋다.

| 1일 수분의 배설량과 흡수량 | |
|---|---|
| 총배설량: 2.6리터 | 대소변: 1.6리터, 땀: 0.6리터, 호흡(수증기): 0.4리터 |
| 흡수량: 2.6리터 | 음식·과일: 0.5리터, 나머지 양: 물을 마셔서 보충 |

## 정상 체온 범위가 달라진다

•

두 번째 큰 변화는 체온의 저하다. 열나는 범위까지 포함해 0~2세까지는 36.4도에서 38도까지를 정상 체온 범위로 본다. 반면 65세 이상은 35.8도에서 37.5도까지를 정상 체온 범위로 본

**체내 온도의 변화**

| 나이 | 정상 체온 범위 | |
|---|---|---|
| 0~2세 | 36.4~38.0도 | |
| 65세 이상 | 35.8~37.5도 | |

다. 즉, 나이가 든다는 것은 체온의 저하이다. 통상 0.5~0.6도 정도의 체온 저하가 온다.

우리가 여기서 잘 기억해둬야 할 것은 고령자의 37.5도는 미열이 아니라 어린아이의 38도에 해당하는 고열이라는 것이다. 고령자의 체온을 측정한 뒤 37.5도면 관심을 가지고 적극적으로 원인을 찾기 위해 노력하고 조치를 취해야 한다는 뜻이다.(아서 기튼/존 홀 지음,《의학생리학》, 범문에듀케이션, 2012)

### 이불을 덮어도 추운 중년기
•

왼쪽은 루브르박물관에 소장돼 있는 화가 다니엘라 다 볼테라의 〈다윗과 골리앗의 싸움〉이라는 작품이다. 그림을 자세히 살펴보면 다윗이 골리앗을 누르고 있는 것이 아니라, 마치 사람이 말을 타듯이 골리앗의 몸 위에 올라탄 후 골리앗의 목을 베기 직전의 다윗의 모습이 그려져 있다.

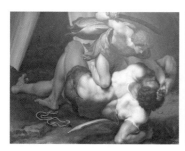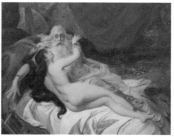

오늘날로 치면 골리앗은 키가 3미터쯤 되는 기골이 장대한 사람이었다. 이런 골리앗을 쓰러뜨린 용맹스러운 젊은 다윗이었지만 다음 그림에서는 이런 용맹스런 다윗조차 노년의 변화를 피해갈 수 없는 모습을 보여주고 있다.

오른쪽은 페드로 아메리코의 〈다윗과 아비삭〉(1897)이라는 작품이다. 자세히 살펴보면 젊은 아비삭은 전면에, 늙은 다윗은 뒤쪽에 배치해놓았다. 전면에 있는 아비삭의 피부는 탱탱한 젊은 여성의 몸인 반면 뒤쪽의 다윗은 피부색이 어둡다. 특히 배꼽 위쪽의 쭈글쭈글하게 접혀 있는 뱃살을 볼 수가 있다. 얼굴은 어둡고 피부는 칙칙한 노년의 모습을 보여준다. 젊은 아비삭과 대조해 다윗의 노년기의 변화를 명확하게 드러내려는 작가의 의도를 엿볼 수 있다.

# 02

# 질병의 80%가
# 물과 관련 있다

세계보건기구(WHO)는 질병의 80%가 물과 관련된 것이라고 보고한다. 아마도 우리 신체의 생애 주기에서 수분이 차지하는 비중이 몸무게의 최대 80%까지 이르렀다가 점차 감소해 50~55%까지 감소하는 것을 생각해보면 당연한 이야기일지도 모른다.

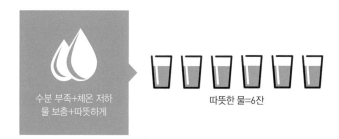

수분 부족+체온 저하
물 보충+따뜻하게

따뜻한 물=6잔

이 세상 그 어느 누구도 노화를 막거나 피해갈 수 있는 사람은 없다. 그렇지만 누구나 노화를 준비해서 건강한 노화를 맞이할 수는 있다. 노화의 수많은 변화 중에 큰 변화인 수분 부족, 체온 저하를 반대로 이용하는 것이다. 수분 부족은 수분(물) 보충으로, 체온 저하는 따뜻하게! 이 2가지를 동시에 할 수 있는 것, 즉 따뜻한 물을 하루 6잔 마시는 것이다.

따뜻한 물을 마시면 생기는 놀라운 신체 변화 7가지는 다음과 같다.(www.insight.co.kr/newsRead.php?ArtNo=67425)

### 따뜻한 물 6잔 ① 살이 빠진다

●

살이 무엇인가? 지방이다. 지방은 곧 기름이다. 설거지할 때 기름이 잔뜩 묻은 그릇은 어떤 물에 잘 씻길까? 차가운 물? 아니면 따뜻한 물? 따뜻한 물이다. 지방의 역할은 단열재다. 우리 몸이 차가워지지 않도록 따뜻하게 유지하려고 하는 것이다.

북극 지방에 사는 에스키모들은 따뜻한 지역에 사는 사람들에 비해 피하 지방층이 두껍다. 추운 지역에서는 피하 지방이 체온 저하를 방지해주기 때문이다. 그러므로 몸을 따뜻하게 해주면 피하 지방층은 당연히 얇아지면서 살이 빠지게 돼 있다.

따뜻한 물 연구 초기에 60대 중반의 여자 분이 살을 빼고 싶다고 해서 "따뜻한 물을 6잔 마시면 살이 빠집니다"라고 말해주었

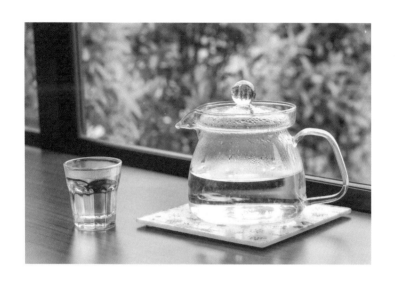

는데 이 환자 분이 그대로 실천을 한 모양이다. 한 달 뒤에 진료실에서 "원장님 말씀대로 따뜻한 물을 하루에 6잔 마시고 4kg 빠졌어요"라는 말을 들었다. 따뜻한 물 연구 초기라 나도 새삼 놀랐던 기억이 떠오른다.

### 따뜻한 물 6잔 ② 코막힘 또는 기침에 좋다

●

감기에 걸리면 평소 5~6잔 마시던 따뜻한 물을 최대 10잔까지 마신다. 약은 꼭 필요한 경우가 아니면 잘 복용하지 않는다. 2일 정도 이렇게 하면 웬만한 감기는 약을 먹는 것보다 더 증상 호전이 빠르다. 단점은 화장실을 자주 가야 된다는 것이다.

그러면 왜 이런 방법이 감기를 호전시키는데 도움이 될까? 감기는 건조하고 냉한 조건에서 잘 온다. 그래서 건조하고 냉한 겨울철에 감기에 잘 걸리는 것이다. 건조하고 냉한 조건의 반대로 하면 감기 예방은 물론 감기 증상을 호전시키는 데도 도움이 되는 것이다.

따뜻한 물은 말 그대로 따뜻하니까 냉한 것과 반대이고 물은 건조한 환경에서 적정 습도를 유지하는 데 도움이 되기 때문이다. 또 감기를 일으키는 원인의 대부분은 바이러스다. 바이러스의 증식 조건 중 하나가 신체 온도보다 약간 낮은 온도다. 바이러스는 저온에서 잘 증식한다. 그러므로 체온이 잘 떨어지는 겨울에 감기를 잘 걸린다. 그리고 평소에 몸을 차갑게 하는 습관이 감기를 잘 걸리게 한다.

평소 감기에 잘 걸리는 사람이라면 물은 자주 마시는가? 특히 따뜻한 물을 자주 마시는가? 그리고 몸을 차갑게 하는 습관은 없는지 살펴보는 것이 필요하다. 온도의 변화가 신체의 면역 반응에 영향을 주므로 신체 온도 변화에 늘 주의를 기울일 필요가 있다.(www.sciencedaily.com/releases/2015/01/150105170014.htm)

### 따뜻한 물 6장 ③ 생리통이 줄어든다

●

생리통의 주원인 중 하나가 수분 부족이다. 생리 기간에는 뇌에

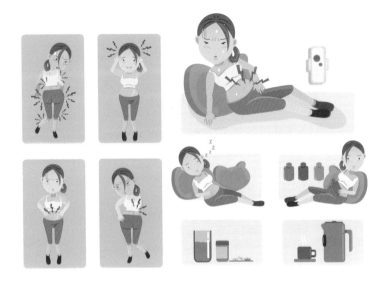

서 생리 기관에 수분이 많이 필요하다고 감지해 이를 위해 다른 기관의 수분을 생리 기관으로 끌어당기기 때문에, 아랫배에 울혈과 통증이 생기는 반면 신체의 다른 부분은 수분 부족 현상이 일어난다. 따라서 생리 전 증후군을 비롯한 생리불순과 관련한 수많은 증상이 일어난다. 생리 전부터 체내에 충분한 수분을 축적시켜 몸의 수분 부족과 이로 인한 수많은 신체적 증상이 일어나지 않도록 해야 한다.

따뜻한 물의 온기는 근육의 긴장을 해소하고 혈액 순환을 촉진해 근육에 더 많은 혈액이 공급돼서 생리통이 완화된다. 우스갯소리로 한 달만 지나면 들통 날 거짓말을 어떻게 하겠는가? 생리는 한 달에 한 번씩 찾아오는데 말이다. 따뜻한 물 6잔을 복용하면 웬만한 생리통은 1개월에서 3개월 사이에 좋아진다.

## 따뜻한 물 6잔 ④ 여드름과 뾰루지를 줄여준다

•

여드름과 이로 인한 뾰루지는 10대의 상징이다. 10대 피부는 크게 여드름이 있는 지성 피부와 없는 건성 피부로 나눈다. 10대에서 20대 초반에는 호르몬의 영향으로 피지샘이 자극을 많이 받는 시기이므로 지성 피부는 물론 건성 피부에서도 좁쌀 형태의 여드름이 잘 발생한다.

여드름이 잘 생기는 피부를 검지로 문질러보면 기름기가 많다는 것을 알 수 있다. 지성 피부다. 지성이라는 말은 기름기가 많은 피부다. 지방이 피지선에서 분비돼 잘 배출이 되지 못하고 고이는 것은 마치 물이 고이면 썩는 것과 같다. 이런 분비물은 세균이 잘 자랄 수 있는 온상이 된다. 세균 감염이 일어나면 화농화돼 화농성 여드름으로도 발전한다.

집에서 설거지할 때 기름이 잔뜩 묻은 그릇이 따뜻한 물에 잘 씻기듯이 지성 피부도 따뜻한 물을 열심히 마시면 여드름이 잘 해결된다. 지성 피부의 여드름에는 시험 삼아 3개월 동안 따뜻한 물 6잔 마시기를 추천한다. 따뜻한 물로 설거지하는 것과 원리가 같기 때문이다.

## 따뜻한 물 6잔 ⑤ 소화 기능을 향상시킨다

●

소화에는 기계적 소화와 화학적 소화가 있다. 기계적 소화에는 저작 운동, 연동 운동, 혼합 운동이 있다. 화학적 소화는 장내에서 분비되는 각종 소화 효소에 의해 고분자 물질이 저분자 물질로 분해돼 체내에 흡수되기 좋은 상태로 만들어준다. 연동 운동은 주로 위에서 일어나며 음식물의 역류를 방지한다. 혼합 운동은 소화액과 음식물을 혼합시키는 운동으로 주로 소장에서 일어난다.

그런데 소화에 영향을 끼치는 요인 중 하나가 온도다. 소화 효소는 주성분이 단백질로서 온도에 따라 활성이 변한다. 보통 단백질은 온도와 산도에 따라서 구조의 변화가 일어난다. 그러므로 단백질이 주성분인 소화 효소는 온도와 산도의 변화에 민감하게 반응한다.

효소마다 구조가 다르다. 구조가 다르다는 것은 효소마다 온도나 산도에 따라서 최적의 반응이 달라진다는 의미다. 일반적으로 효소는 온도가 올라갈수록 반응 속도가 증가한다. 그러나 지나치게 온도가 올라가면 단백질 변성이 일어나 반대로 반응 속도가 감소한다. 결국 저온에서는 효소 활성이 일어나지 않고 고온에서는 단백질 변성으로 효소가 제 기능을 못한다.

효소는 신체 온도가 38~40도일 때 최대 활성 상태가 된다. 이와 같이 우리 몸의 심부 온도가 37.5도(체표면 온도 36.5도)인 것은 온

도와 산도의 변화에 민감하게 반응하는 효소의 활성화와 연관
돼 있다. 또한 우리가 마시는 물이 따뜻해 효소의 활성 온도에
근접할 때 효소가 잘 활성화되는 환경이 조성된다. 따뜻한 물의
대표적인 것 중 하나가 숭늉이다. 그런데 이 숭늉을 냉수가 대신
하고 있으니 안타깝기 그지없다.

### 따뜻한 물 6잔 ⑥ 변비가 사라진다

아침에 찬물을 2잔 마시면 변비가 해결된다고 해서 아침마다
찬물 2잔씩 마시는 분이 있다. 따뜻한 물 2잔을 마셔도 변비가
좋아진다면 어떻게 할 것인가? 그러면 당연히 따뜻한 물 2잔을
마시는 것이 더 좋다.

찬물을 마셔서 변비가 해결되는 원리는 다음과 같다. 물이 끓으
면 당연히 수증기가 피어오른다. 수증기가 피어오른다는 것은
물 분자 간의 결합력이 약화되었다는 것이다. 물 분자 간의 결합
력이 약화되었다는 것은 찬물에 비해 상대적으로 물 분자의 크
기가 작다는 의미도 된다. 물을 얼려서 얼음이 되면 얼음은 물보
다 부피가 커진다. 이것은 상대적으로 물 분자 간의 결합력이 끓
는 물에 비해 크다는 의미도 된다.

찬물은 장의 운동성을 떨어뜨린다. 외과 의사가 수술 방에서 장
시간 개복 수술을 할 때 환자의 체온이 떨어질 때가 있다. 그러

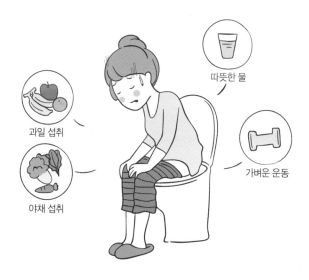

따뜻한 물

과일 섭취

가벼운 운동

야채 섭취

면 마취과 의사가 환자 체온이 떨어진다고 알려준다. 외과 의사는 수술을 잠시 멈추고 소독된 따뜻한 물을 복강에 붓고 체온이 올라갈 때까지 잠시 기다린다. 이때 뱃속 장의 움직임(연동 운동)을 관찰할 수 있다.

보통 배가 아플 때 복부에 따뜻한 온찜질을 해준다. 장운동이 정상으로 돌아오도록 도와주기 위해서다. 찬물을 마시면 장운동이 떨어진다. 찬물은 물 분자의 크기가 따뜻한 물에 비해 상대적으로 커서 삼투압 현상이 일어난다. 장운동의 저하와 삼투압의 변화는 장내로 수분을 더 끌어 들인다. 이것은 결국 미끄럼틀과 같은 효과를 일으켜 변을 보게 만든다. 변을 보는 것까지는 좋지만 대신 찬물을 이용했기에 배가 차가워진다.

따뜻한 물을 마셨을 때는 반대로 장운동이 돌아오고 삼투압 현상에 의해 장내의 물 분자가 체내로 흡수가 잘된다. 따뜻할 때 장운동이 잘 일어나도록 해 변을 보는 것이다. 따뜻한 물을 마셨으므로 배도 따뜻해진다. 찬물과 비교해 따뜻한 물을 마셔서 변비를 해결하는 것이 훨씬 더 뱃속 환경에 이롭다. 배는 원래 따뜻한 환경일수록 기능을 잘 한다.

### 따뜻한 물 6잔 ⑦ 비듬이 줄어든다

●

겨울에는 왜 비듬이 심해질까? 두피도 피부다. 다른 부위의 피부처럼 춥고 건조한 날씨와 실내외 온습도 차, 지나친 난방으로 수분을 빼앗기고 유수분 균형을 잃기 때문이다.

겨울철에 더 심해지는 비듬은 건성 비듬으로 두피가 건조해 작은 비늘 형태의 각질이 눈가루처럼 떨어지고 가려움이 심하다. 겨울철 날씨가 건조해지면서 피부도 영향을 받아 건조한 상태가 되면 비듬이 더 심해진다. 따라서 충분한 수분 공급을 통해서 피부가 건조해지는 것을 예방하면 그만큼 비듬도 줄어든다.

# 03

## 우리 뇌의 시상하부에는
## 갈증 중추가 있다

물 마시는 것을 잊게 하는 과도한 스트레스

평소에 규칙적으로 물을 마시지 않는 사람이라면 하루 5~6잔의 물을 마시는 일이 그리 쉽지 않다. 그리고 지금까지 물을 규칙적으로 마시지 않아도 딱히 불편함이 없었는데 굳이 하루 5~6잔의 물을 마셔야 할까 하는 의문이 들기도 한다.

그러기 전에 현대인은 과도한 스트레스 사회에서 살고 있다. 이 것 또한 우리가 평소에 물 마시는 것을 무감각하게 만드는 요인이다.

우리 뇌의 시상하부에는 갈증 중추가 있다. 갈증 중추의 기능은

40대 중반부터 급격히 감소하고 70세가 되면 그 기능이 거의 작동하지 않는다. 특히 술, 담배, 스트레스 등에 노출될수록 갈증 중추의 기능 저하는 더 급격하게 일어난다.

## 2주간 물 2리터 마시기에 도전하자

●

이것을 극복하고 갈증 중추의 기능을 회복하는 방법은 2주간 물 2리터를 의무적으로 마시는 것이다. 단순하고 쉬워 보이지만 결코 만만치 않은 도전이다. 이렇게 2주간 물 2리터를 의무적으로 마시면 마치 옛날 시골에서 우물물을 펌프질할 때 마중물을 부어 펌프질이 잘 되도록 하는 것과 같은 역할을 해 물을 마시는 습관이 길러질 것이다. 단, 과도한 수분 섭취를 제한해야 될 질환자는 반드시 의사와 상의한다.

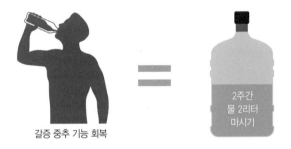

갈증 중추 기능 회복　＝　2주간 물 2리터 마시기

# 따뜻한 물에도
# 종류가 여럿

면역력을 향상시켜주는 맹물

●

추천하는 물은 맹물로는 백비탕과 음양탕이 있다. 그리고 숭늉,
옥수수차, 보리차 등이 있다.

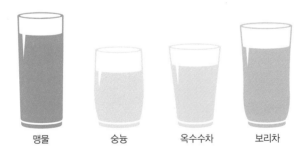

맹물          숭늉          옥수수차          보리차

백비탕은 한약 이름이다. 새벽에 물을 끓여서 호호 불어가며 마시는 물을 말한다. 꼭 새벽에 끓여야 한다. 백비탕은 면역력을 향상시켜주는 것으로 알려져 있다.

음양탕은 처음에는 뜨거운 물 3분의 2, 그다음에 찬물 3분의 1을 받아서 섞은 물이다. 반드시 뜨거운 물을 먼저 받아야 한다. 수증기가 상승하듯 뜨거운 물의 상승하는 기운, 차가운 대기가 하강하려는 것처럼 찬물의 하강하려는 성질의 두 기운이 만나면 충돌 현상이 일어난다. 이것은 태풍이 발생하는 것과 같은 원리로 에너지가 왕성한 물이다. 반대로 찬물부터 받으면 안 된다.

### 늘 따뜻하게 먹던 숭늉

•

숭늉은 우리가 잃어버린 소중한 음식 문화 중 하나다. 한국의 음식 문화가 변한 시점이 있다. 88올림픽을 기점으로 급격하게 변하기 시작했다. 옛날에는 아궁이에 불을 피워 밥을 해서 반드시 누룽지가 만들어졌고 여기에 물을 부어서 숭늉을 마셨다. 아무리 더운 여름에도 식후에 마시는 물은 따뜻따뜻한 숭늉이었다. 옛 어른들은 한여름에도 숭늉을 마셨고 숭늉이 아닌 냉수를 가져다 드리면 혼났던 기억이 있다.

그러던 것이 올림픽 이후 취사도구 중 하나인 전기밥솥이 본격적으로 등장한다. 전기밥솥으로 밥을 하면 누룽지가 만들어지지 않는다. 그러니 차츰차츰 누룽지가 사라지면서 당연히 숭늉 또한 사라지기 시작한 것이다.

88올림픽을 기점으로 패스트푸드가 한국에 본격적으로 상륙했다. 맥도날드 1호점이 1988년 3월 압구정동에 문을 열었다. 햄버거 먹을 때 숭늉 마시는 사람을 본 적 있는가? 콜라 등 청량음료를 마시는 것이 당연하게 받아들여졌다. 이렇게 되면서 차츰 우리 주변에서 식후에 찬물 마시는 것이 당연시되면서 숭늉 문화가 사라져버린 것이다. 지금은 어딜 가도 찬물을 주는 것이 당연시돼버렸다. 아주 좋은 식문화인 숭늉을 잃어버린 것이다.

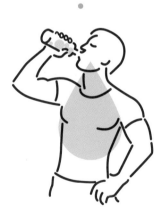

찬물을 마시고 싶다면 찬물 가글을 추천

찬물을 마시고 싶다면 찬물(냉수) 가글을!

하루에 따뜻한 물 6잔을 마시라고 했으니 찬물은 당연히 마시지 않는 것이 바람직하다. 그러나 습관을 하루아침에 고치기란 쉽지 않다. 그래서 찬물 마시는 것을 대체할 수 있는 방법을 소개한다. 찬물을 마시고 싶다면 바로 찬물 가글을 하는 것이다. 사람이 찬물을 마시고 싶은 감각의 80%는 입안의 혀에 존재한다. 그러므로 이 감각만 만족시켜도 찬물 마시고 싶은 욕구의 80%는 만족이 된다. 찬물 가글을 하면 찬물을 마시지(삼키지) 않아도 마치 찬물을 마신 것과 같은 효과가 있다.

# 05

## 운동 후 찬물은
## 마시지 마라

몸에 열이 날 때 찬물은 NG

·

운동 후 찬물을 마시는 것은 최악의 조합이다. 여름에 준비 운동 없이 수영장에 뛰어들면 무슨 일이 벌어질지 잘 알고 있기에 조심한다. 그렇지 않으면 심장마비로 갑자기 사망할 수 있다. 뜨거운 접시를 찬물에 집어넣으면 어떻게 될까? 깨진다. 심장 마비 같은 큰 충격은 아니어도 가랑비에 옷 젖는 것처럼 지속적으로 이 같은 충격에 노출되면 그 충격이 축적돼 언젠가는 문제를 일으킬 가능성이 높아진다.

그러면 우리 몸이 뜨거운 접시와 같이 달궈져 있는 상황은 언제

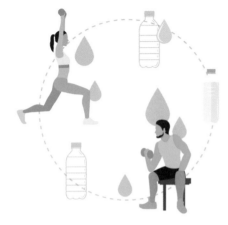

① 땀이 식을 때까지 기다린다
② 찬물 가글
③ 약간 따뜻한 물을 마신다

인가? 운동, 등산, 노동 등을 했을 때, 찜질방에 있을 때, 열(스트레스) 받았을 때, 매운 음식을 먹었을 때, 술을 마셨을 때다. 이때 사람들은 대부분 무슨 물을 찾는가? 찬물이다. 뜨거운 접시를 찬물에 넣으면 깨지는 것과 같은 충격을 몸에 주는 것이다. 따라서 운동을 한 후에 찬물을 마실라치면 차라리 운동하지 말고 가만히 있는 것이 더 낫다고 말한다.

운동 후 물 마시는 요령은 따로 있다. 먼저 몸이 식을 때까지 땀을 닦고 기다린다. 그다음 찬물 가글을 한 다음 약간 따뜻한 물을 마신다.

## 운동 후에는 약간 따뜻한 물을

●

운동 후에는 몸이 달궈져 있는 상황이므로 약간 따뜻한 물을 마시면 된다. 왜 그럴까? 운동을 하면 열이 나지만, 다른 측면에서는 운동을 하느라 에너지를 사용한 것이므로 에너지를 보충하는 의미가 있다. 따뜻한 물을 통해서 따뜻한 열에너지를 보충하는 것이다.

우리가 스마트폰을 오랫동안 사용하면 어떻게 되는가? 스마트폰에서 열이 난다. 이때 스마트폰의 열을 식힌다고 스마트폰을 찬물에 넣는 사람은 없다. 일단 스마트폰 화면을 통해 배터리 용량이 얼마나 남았는지 확인한 후 충전 여부를 결정할 것이다. 그런데 사람에게는 스마트폰 같은 계기판이 없어서 우리의 감각을 의존하기 때문이다.

전투기 조종사들이 전투기 조종 훈련, 특히 회전 훈련을 할 때 해상에서 훈련을 한다. 회전을 할 때 전투기 조종사는 7 내지 8G의 힘을 받는다. 1G는 자기 몸무게를 의미한다. 즉 70Kg은 490 내지 560kg의 힘을 견뎌야 전투기, 특히 F15, F16 전투기를 조종할 수 있다. 어마어마한 힘을 받기 때문에 이로 인한 착시 현상에 의해 바다가 하늘같고 하늘이 바다같이 보인다. 비행 사고가 많이 일어날 수밖에 없다.

이때 사고를 막는 방법이 딱 하나 있다. 감각을 믿지 말고 계기

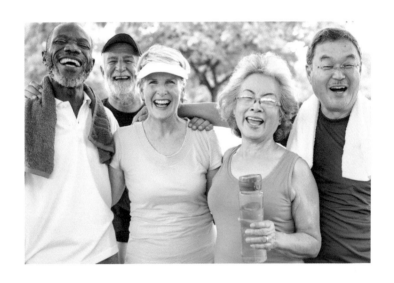

판을 믿어라. 비행 용어로 '계기 비행'이라고 한다. 사람에게도 비행기 계기판이나 스마트폰처럼 쉽게 알 수 있는 방법이 있다면 간단히 해결될 수 있지만 사람은 계기판이 없기에 감각에 의존하는 것이다.

# 따뜻한 물은 암, 고혈압, 당뇨, 고지혈증과
# 어떤 관련이 있을까?

저체온 환경을 좋아하는 암세포

암, 고혈압, 당뇨, 고지혈증 등은 현대인이 당면한 만성 질환이기도 하다.

정상 세포와 암세포를 42도 이상의 온도에 노출하면 어떻게 될까? 암세포는 42도 이상에서 죽지만 정상 세포는 45도가 돼야 죽는다. 바꿔 말하면 암 세포는 정상 세포와 비교해 저온에서 잘 생존한다. 즉 암세포는 저체온 환경을 좋아한다. 저체온은 저산소 환경이라는 말과 같은 의미다.

●

암 발생 이론 중에 독일의 생화학자 오토 와버그에 의해 증명된 이론, 암의 첫 번째 원인은 당의 발효 작용에 의한 상대적인 산소의 부족에 있다고 했다. 저산소성 이론이다. 오토 와버그는 이 결과로 1931년 노벨의학상을 수상했다.

암 치료 방법에는 하이펙(HIPEC) 요법이 있다. 복강 내 고온 열 항암화학요법으로 고온의 용액에 항암제를 녹여서 분무기로 농약 살포하듯이 90분간 항암제를 복강 내에 골고루 살포하는 방법이다. 원리는 정상 세포는 42도 이상에서도 생존하나 암세포는 40도에서 변해 42도가 넘어가면 사멸하는 원리를 이용한 요법이다.

열과 항암제의 상승효과를 이용해 수술로 제거하기 힘든 미세

**42도 이상 온도 노출 시 암세포와 정상 세포 비교**

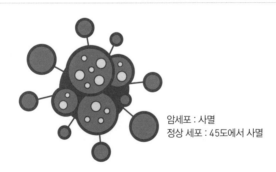

암세포 : 사멸
정상 세포 : 45도에서 사멸

종양을 효과적으로 제거할 수 있다. 또한 암이 너무 진행돼 복강에 암이 전이된 환자들은 기존에는 뾰족한 방법이 없었으나, 지금은 하이펙 요법을 이용해 암 치료가 많이 진전했다. 암 치료에서 열을 이용하듯이 따뜻한 열은 면역력을 상승시키고, 항암 효과를 높여주는 효과가 있다.

## 따뜻한 물은 면역력을 상승시킨다

●

당시 유방암 수술 후 항암 치료 중인 30대 후반의 환자가 있었다. 내가 개원했을 당시 상담하던 이 환자를 만나거나 본 적은 없다. 이유는 당뇨로 진료 받던 환자의 여동생이었기 때문이다.

언니는 동생의 상태를 말하면서 항암 치료를 하느라 검사상 백혈구 수치가 3,000개 이하로 낮아져 항암 치료를 제때 받지 못하고 있다면서 도움이 될 만한 방법을 요청했다.

그래서 따뜻한 물을 하루 6잔 마시면 면역력이 좋아져서 백혈구 수치가 증가할 것이라고 조언해주었다. 물을 자주 마시면 소변을 자주 보게 되므로 해독 효과도 있을 것이라고 덧붙였다.

나중에 환자의 여동생은 따뜻한 물 하루 6잔 마시기를 잘 실천했다고 전해주었다. 그래서 항암 치료를 받기 위해 입원한 후 실시한 피검사상 백혈구 수치가 3,000개 이상 유지돼 정상적으로 스케줄에 따라서 항암 치료를 잘 받았다고 했다.

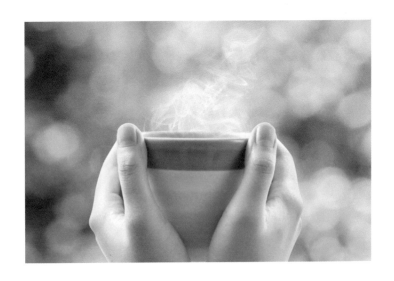

특히 항암 치료를 위해 입원한 6인실 병실에서 본인을 제외한 5명은 백혈구 수치가 3,000개 이하여서 백혈구 수치를 증가시켜 주는 주사제를 맞고 항암 치료를 받는데 동생만 유일하게 바로 항암 치료를 받을 수 있었고, 따뜻한 물을 마신 이후로는 그전보다 항암 치료도 훨씬 수월하게 받았단다.

# 혈액 응고 작용을 하는
# 혈소판의 수가 중요

혈소판 수치를 유지하는 것이 중요

혈소판은 우리 몸에서 여러 가지 역할을 한다. 가장 대표적인 역할은 혈액 응고 작용이다.

혈소판 수치가 10만 개 이상이면 비정상적인 출혈은 보이지 않는다. 2만~7만 개일 때는 외상 및 수술 후 출혈이 발생할 수 있으며, 피가 잘 응고되지 않는다. 2만 개 이하일 때는 자발적인 출혈이 보인다. 쉽게 멍들거나, 코피가 나거나, 점상 출혈 혹은 잇몸 출혈 등이 쉽게 발생할 수 있다. 5,000개 이하일 때는 심각한 출혈이 있다. 그러므로 병원에서 환자의 혈소판 수가 5만 개 이하일 때는 수술을 진행하지 않는다.

따뜻한 물 6잔: 사례 ① 상세불명의 혈소판 감소증(남자, 54세)

•

다음은 Ⓐ의 피검사 결과지다. 혈소판 3만 7,000개, 간수치 ALT
가 82로 정상 범위(41 이하)의 2배로 증가된 상태다. 오른쪽도 Ⓐ
의 피검사 결과지다. 혈소판이 5만 1,000개다. 간수치 ALT는
22로 정상 범위(41 이하)로 안정되었다.
어느 날 회진하면서 혈소판 수치가 증가한 것을 설명하면서 간
수치가 높았다고 설명해주니 환자가 대뜸 한다는 소리가 간은
왜 치료를 해주지 않았느냐는 것이다.

| 입원일 | 2015년 5월 11일 |
|---|---|
| 입원 당시 혈소판 | 3만 7,000개 |
| 가족력(+) | 누나 Ⓑ: 비장 절제술 |
| 진단 병원 | 부천성모병원(2007년) |
| 처방(일) | 5월 28일 따뜻한 물 6잔(실제 4잔) |

| 진료일 | 추적 검사상 혈소판 수치 |
|---|---|
| 2015년 5월 11일 | 3만 7,000개 |
| 2015년 6월 29일 | 5만 1,000개 |
| 2015년 7월 28일 | 4만 8,000개(누나가 6월 29일 입원 후부터 간식 먹기 시작) |
| 2015년 8월 28일 | 5만 1,000개(누나가 8월 11일 퇴원 후부터 간식을 먹지 않음) |

## 따뜻한 물 6잔 마시기 전후 Ⓐ의 혈소판 수치 비교

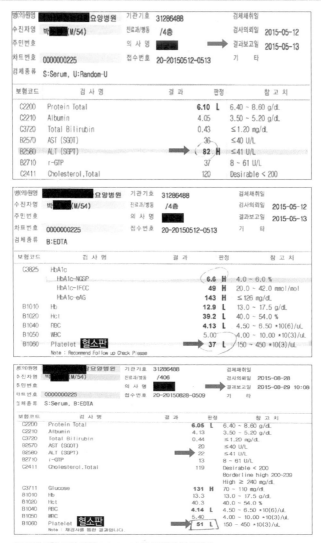

2015년 8월 11일 퇴원(간식 안 먹음) 후 17일째 검사결과

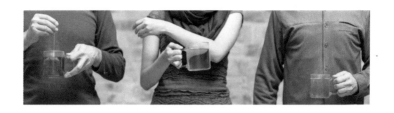

그래서 간수치는 82에서 22로 정상 수치가 되었는데 치료를 안해준 거냐고 되물으니 환자가 도리어 아무 말을 하지 못했던 기억이 난다. 단지 설명만 해주지 않았을 뿐이지 간 기능도 정상화된 것이다.

Ⓐ는 54세 남자 환자로 상세불명의 혈소판 감소증 진단을 받고 생활하고 있었다. 혈소판 감소증 가족력이 있는 환자였다. 혈소판 감소증 진단을 받은 이후 특별한 치료 없이 생활하고 있었다. 단, 혈소판 수가 5만 개 이하이기 때문에 출혈 가능성이 있으므로 주의해서 생활하라는 지시 사항 외에는 특별한 치료 방법 없이 지내는 환자다. 주기적으로 피검사를 통해 혈소판 수치만 확인하고 생활하고 있었다.

환자는 혈소판 수치가 5만 개 이하였으므로 특별한 직업을 갖기도 어려웠다. 이 환자의 직업은 환자였다. 그래서 몸 상태가 좋지 않으면 병원에 입원해 치료받다가 몸 상태가 호전되면 퇴원하기를 반복하고 있었다. 하루는 회진할 때 환자에게 "하루에 따뜻한 물을 6잔 마시면 혈소판 수치가 올라갈 겁니다"라고 설명한 후 실천하도록 격려해주고 회진 때마다 확인했다.

한 달 후 검사를 했다. 혈소판 수가 3만 7,000개에서 5만 1,000개로 증가된 상태였다. 5만 개가 넘으면 일단 안전 범위이므로 일상생활하는 데 지장이 없다. 때마침 누나가 입원했다. 누나는 간식을 좋아했다. 특히 과일을 좋아했고 같은 병원에 입원한 동생에게 간식을 잘 챙겨주었다. 회진할 때 간식을 먹으면 혈소판 수치가 떨어질 것이라고 설명해줬다. 아니나 다를까 혈소판이 5만 1,000개로 회복된 한 달 뒤에 검사를 하니 4만 8,000개로 떨어졌다.

누나는 입원 후 혈소판 수치가 회복돼 퇴원하면서 Ⓐ도 자연스럽게 간식을 먹지 않게 되었다. 다시 한 달 뒤 검사를 하니 혈소판 수치가 4만 8,000개에서 5만 1,000개로 회복되었다. 바꿔 말하면 간식이 그만큼 안 좋다는 뜻이다.

보통 음식이 위에 들어오면 위가 음식을 소화시키고 공복이 될 때까지 3시간 정도 걸린다. 그러고 나면 다음 끼니까지 위가 한두 시간 쉬는 시간이 필요하다. 사람도 회사에서 일할 때 쉬는 시간이 있듯이 위도 음식을 소화시키고 나면 다음 끼니가 들어올 때까지 잠깐 쉬는 시기가 있다.

그런데 이때 배가 출출하다고 간식을 먹으면 위는 쉬는 시간이 없이 계속 일을 해야 하므로 무리하게 된다. 비위 기능이 지치게 되는 것이다. 사람도 직장에서 쉬는 시간 없이 일하게 되면 얼마나 지치고 힘든가?

Ⓐ의 누나다.

혈소판 감소증 가족력이 있는 집안으로 누나 Ⓑ는 입원 당시 20년 전에 혈소판 감소증으로 비장 절제술을 받았다. 혈소판 감소증 때 비장 절제술을 시행하는 이유는 신체 내에서 혈소판이 모두 사용되면 비장에서 처리되기 때문이다. 따라서 비장을 절제해주면 혈소판 제거 속도가 늦어지므로 체내 혈소판 수치가 증가한다.

Ⓑ는 입원 당시 A대학병원에서 수술 예정으로 입원 중이었으나 혈소판 수치가 5만 개 이하여서 수술을 진행할 수 없어서 퇴원해 Ⓐ가 입원해 있는 요양병원에 입원했다.

| 입원일 | 2015년 6월 29일 |
|---|---|
| 입원 당시 혈소판 | 4만 9,000개 |
| 가족력(+) | 남동생 Ⓐ: 비장 절제술(-) |
| 진단 병원 | 세브란스병원(1995년) |
| 처방(일) | 따뜻한 물 6잔 |
| 비고 | 남동생 혈소판 증가 이야기 듣고 따뜻한 물 마시기 시작 |

| 진료일 | 추적 검사상 혈소판 수치 |
|---|---|
| 2015년 6월 29일 | 4만 9,000개 |
| 2015년 7월 28일 | 6만 1,000개 |

| 병(의)원명 | (사)부전복지회요양병원 | 기관기호 | 31286484 | 검체체취일 | |
|---|---|---|---|---|---|
| 수진자명 | 박OO (F/58) | 진료과/병동 | /4층 | 검사의뢰일 | 2015-06-30 |
| 주민번호 | 570502-2***** | 의 사 명 | OOO | 결과보고일 | 2015-07-01 |
| 차트번호 | 0000000196 | 접수번호 | 20-20150630-0513 | 기  타 | |
| 검체종류 | B:EDTA | | | | |

| 보험코드 | 검 사 명 | 결 과 | 판정 | 참 고 치 |
|---|---|---|---|---|
| B1010 | Hb | 12.4 | | 12.0 ~ 16.0 g/dL |
| B1020 | Hct | 36.9 | | 36.0 ~ 47.0 % |
| B1040 | RBC | 3.77 | L | 4.00 ~ 6.00 *10(6)/uL |
| B1050 | WBC | 6.39 | | 4.00 ~ 10.00 *10(3)/uL |
| B1060 | Platelet 혈소판 | 49 | L | 150 ~ 450 *10(3)/uL |

| 병(의)원명 | (사)부전복지회요양병원 | 기관기호 | 31286458 | 검체체취일 | |
|---|---|---|---|---|---|
| 수진자명 | 박OO (F/58) | 진료과/병동 | /4층 | 검사의뢰일 | 2015-07-28 |
| 주민번호 | 570502-2***** | 의 사 명 | OOO | 결과보고일 | 2015-07-29 |
| 차트번호 | 0000000196 | 접수번호 | 20-20150728-0513 | 기  타 | |
| 검체종류 | B:EDTA | | | | |

| 보험코드 | 검 사 명 | 결 과 | 판정 | 참 고 치 |
|---|---|---|---|---|
| B1010 | Hb | 12.6 | | 12.0 ~ 16.0 g/dL |
| B1020 | Hct | 38.0 | | 36.0 ~ 47.0 % |
| B1040 | RBC | 3.66 | L | 4.00 ~ 6.00 *10(6)/uL |
| B1050 | WBC | 7.90 | | 4.00 ~ 10.00 *10(3)/uL |
| B1060 | Platelet 혈소판 | 61 | L | 150 ~ 450 *10(3)/uL |

Ⓐ에게 처방했던 같은 처방을 Ⓑ에게도 해주면서 따뜻한 물을 하루 6잔 마시면 혈소판이 증가하니 열심히 마시도록 격려해줬다. 한 달 뒤 피검사를 했다. 입원 당시 4만 9,000개였던 혈소판이 6만 1,000개로 상승했다. Ⓑ는 수술을 받으려고 바로 퇴원했고, A대학병원에 입원해 무난히 수술을 받았다.

# 08

# 혈압은
# 시시각각 변한다

보통 혈압은 기온이 상승하면 혈관이 이완돼 혈압이 하강하고 기온이 떨어지면 혈관은 수축돼 혈압이 상승한다.

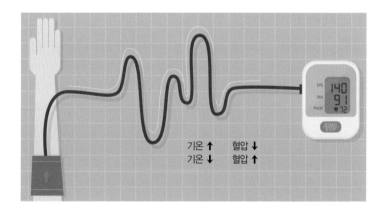

날씨가 추울수록 물을 덜 마시는 경향이 있다. 반면 날씨가 추우면 몸은 적정 체온을 유지하기 위해 신진대사를 항진시킨다. 이때 대사산물이 물 즉, 소변이다. 날씨가 추운 날 자동차 배기통을 보면 물이 뚝뚝 떨어지는 것을 볼 수 있다. 휘발유가 연소되고 가스가 배출될 때 수증기도 이와 같이 배출되듯이 인체도 적정 체온을 유지하기 위해 대사를 항진시키면 그 대사산물 중 하나가 수분이므로 소변양이 증가한다.

## 따뜻한 물 6잔=혈압 안정

따라서 수분을 보충하지 않으면 우리 몸은 수분 부족 상태에 이르게 되고 연속 반응으로 혈압이 상승하게 된다. 바꿔 말하면 혈압이 높은 경우 혹시 수분 부족 상태는 아닌가 의심해보고 3개월 정도 꾸준히 물을 충분히 마셔보면서 혈압의 변화를 관찰하는 것이 중요하다. 보통 따뜻한 물 6잔을 꾸준히 마시면 2~3개월 후 수축기 혈압은 10~15mmHg, 이완기 혈압은 5~10mmHg 정도 하강한다.

보통 혈압약을 개발할 때, 신약은 기존 약에 비해 수축기 혈압을 10~15mmHg 정도만 강하시켜도 좋은 약으로 평가되며 출시된다. 물, 특히 따뜻한 물도 신약 못지않은 효과를 얻을 수 있다.

# 09

# 당뇨는
# 생활 습관병이다

혈당 조절이 관건

당뇨는 한의학에서 보통 비위병이라고 한다. 주변에서 "비위가 약하다"는 표현을 자주 듣거나 사용할 것이다. 바로 그 비위다. 비위의 기능은 주로 소화를 담당한다.

당뇨는 소화와 관련된 질환이다. 당뇨 환자들의 습관을 살펴보면 찬 것을 좋아한다. 그리고 당뇨 환자 치고 간식 싫어하는 사람이 별로 없다. 주전부리를 좋아해도 너무 좋아한다. 당뇨는 먹거리 병이다. 먹는 습관을 조정하지 않으면 혈당 조절이 그만큼 어렵다는 의미다.

따뜻한 물 6잔: 사례 ① 당뇨(여자 58세, 3제 복용)

•

진료 당시 당뇨로 3종의 약을 복용 중인 Ⓐ는 우측 어깨통증으로 개봉동에서 대림동까지 소개를 통해 진료 받으러 왔다. 당뇨 환자이므로 진료에 앞서 혈당 검사를 했는데 445가 나왔다. 그래서 환자에게 혈당이 200 이상이면 혈당부터 조절하고 치료한다고 설명한 후 혈당 조절부터 시작했다.

| 진료일 | 혈당 수치 | 처방 |
|---|---|---|
| 2013년 9월 24일(초진) | 445 | 따뜻한 물 6잔 |
| 2013년 10월 5일 | 213 | · |
| 2013년 10월 19일 | 229 | 거꾸로 식사법 |
| 2013년 11월 2일 | 140 | 신경 치료 |
| 2013년 11월 8일 | 216 | · |
| 2013년 11월 12일 | 183 | 신경 치료 |
| 2013년 11월 16일(8주 후) | 75(식후 3시간) | 신경 치료 |

1회 차 진료 때 하루에 따뜻한 물 6잔을 마시면 혈당 조절이 잘 될 것이라고 설명해주었다. 2주 후에 다시 오라고 설명하고 진료를 마쳤다.

2회 차 진료 시 혈당 검사 결과 213이 나왔다. 1회 차 진료 때보다 혈당 수치가 232나 떨어졌다.

아직도 혈당이 200 이상이니 2주 더 열심히 따뜻한 물을 마시고 오라고 설명한 후 되돌려 보냈다. 2주 후 3회 차 진료 시 혈당 검사를 시행한 결과 229였다.

따뜻한 물을 마셔서 혈당이 조절될 수 있는 가능성은 여기까지라고 설명하고 두 번째 처방을 해줬다. 일명 거꾸로 식사법을 제안했다.

맨 먼저 밥을 먹은 다음 반찬을 먹고 맨 마지막에 과일을 먹는 순서를 반대로 하면 된다. 다시 한 번 설명하자면 과일을 맨 먼저 먹은 다음 반찬을 먹고, 맨 마지막에 밥을 먹으면 된다.

2주 뒤 4회 차 진료 시 혈당 검사 결과는 140이었다. 6주 동안 445에서 140으로 무려 305가 낮아졌다. 그런 다음 어깨의 신경 치료를 했다. 환자에게 신경 치료를 할 때 쓰는 약물 중에 스테로이드가 있는데 일시적으로 혈당을 올려놓을 수 있다고 설명한 후 치료에 들어갔다.

그리고 1주 후 내원했을 때 혈당 검사상 216이어서 한 번 쉬고 가자고 한 다음 4일 뒤에 내원했다. 혈당 검사 결과상 183이었다. 신경 치료를 하고 나서 마지막 3번째 신경 치료는 첫 진료로부터 8주라는 시간이 흐른 뒤였다. 마지막 진료 시 식후 3시간 혈당 검사 결과는 75였다. 그래서 환자에게 혈당 검사 결과에 따라 3종의 약 중 어떤 약을 순차적으로 줄일지 자세히 설명하고 진료를 마쳤다.

## 따뜻한 물 6잔: 사례 ② 당뇨(여자 55세, 2제 복용)

•

Ⓑ는 2종의 당뇨약을 복용 중이었고 당화혈색소 수치는 7.2였다. 2종의 당뇨약 복용 상태에서 2016년 7월 21일 검사한 당화혈색소가 6.2였다. 보통 당화혈색소의 정상 범위는 4.0~6.4이다. 그리고 조절 목표는 7 이하로 유지하는 것이고, 좀 더 적극적으로 조절하면 6.5 이하로 유지하는 것이 가장 이상적인 조절 목표다.

| 진료일 | 당화혈색소 | 복용약/특이사항 |
|---|---|---|
| 2016년 7월 21일 | 6.2 | 자누메트정 50/500 2T/일 |
| 2016년 12월 9일 | 6.0 | 엠포민 1T/일 |
| 2017년 3월 10일 | 6.8 | 식이 요법 시작 |
| 2017년 6월 13일 | 6.9 | 야식 |
| 2017년 9월 13일 | 7.5 | 야식 |

2016년 10월 처음 만났다. 당 조절을 위해서는 따뜻한 물을 하루 6잔 마시면 조절이 잘 될 것이라고 설명했다. 2016년 12월 9일 시행한 당화혈색소 검사 결과는 6.0이다. 그래서 환자에게 약을 줄이자고 하고 1종 하루 1회 복용으로 줄였다.

따뜻한 물 열심히 마시기뿐 아니라 식사 조절을 잘 하도록 설명해줬다. 당뇨는 먹거리 병이라고 앞에서 설명했다. 환자는 비교적 처방을 잘 실천했다. 2016년 12월 말경 자주 저혈당을 경험

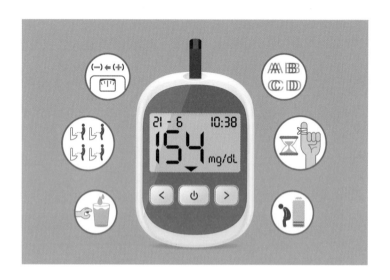

했다. 그래서 약 복용을 하지 말고 따뜻한 물 6잔 마시기와 식사 조절, 특히 간식을 먹지 않기를 더 철저히 실천하도록 하면서 그 결과를 2017년 3월 당화혈색소 검사로 확인하자고 했다. 2017년 3월 10일 당화혈색소 검사 결과 6.8이었다. 약을 복용하지 않은 상태에서 7 이하인 6.8이 나와서 약을 복용하지 않는 대신 식습관을 잘 유지해 3개월 뒤 다시 당화혈색소 검사를 하자고 했다.

그런데 이때부터 환자가 약간씩 식이요법을 실천하지 않기 시작했다. 당뇨는 먹거리 병이며, 특히 당뇨 환자 치고 간식 좋아하지 않는 사람이 없다. 이 환자도 마찬가지였다. 야식을 먹고 싶은 유혹이 강해서 어느 날은 밤 10시에 치킨을 배달시켜 먹는 등 서서히 식습관이 무너졌다. 2017년 6월 13일 시행한 당화혈색소 검사 결과 6.9, 2017년 9월 13일 시행한 당화혈색소 검사 결과는 7.5가 나왔다. 환자는 식이 조절이 너무 힘들어서 먹을 것 먹으면서 약 먹고 조절하겠다고 말하고는 원래대로 돌아갔다.

당뇨, 고혈압은 생활 습관병이다. 생활 습관, 특히 당뇨는 식습관을 개선하지 않으면 당 조절이 쉽지 않다.

# 10

# 기름진 음식을 많이 먹는다면,
# 고지혈증?

피 속에 기름기가 많다

고지혈증은 단순하게 이야기하면 피 속에 기름기가 많다는 의미다. 집에서 설거지를 자주 해본 사람은 안다. 기름기가 잔뜩 묻은 그릇은 찬물 또는 뜨거운 물 중 어떤 물에 잘 씻기는가? 당연히 뜨거운 물이다. 원리가 같다.

나는 2009년 7월 1일부터 뜨거운 물 연구를 시작했다. 2009년 12월 건강 검진에서 총콜레스테롤 수치가 240 정도였다. 그리고 계속 뜨거운 물을 마신 지 1년 6개월이 지난 2010년 12월 건강 검진 결과 총콜레스테롤 수치가 140대로 내려갔다. 아무 약도

쓰지 않고 뜨거운 물 하루 6잔을 마신 결과다.

## 뼈 건강 ① 찬물 〈 따뜻한 물

•

사진 속 여자 환자의 나이를 추측해보라. 어느 여성이 가장 나이가 많을까?

**뼈 건강과 찬물의 관계 비교**

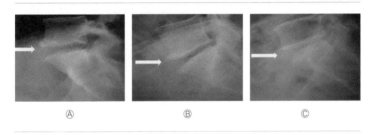

Ⓐ　　　　　　　Ⓑ　　　　　　　Ⓒ

**몸 관리 여부에 따라 다른 뼈건강**

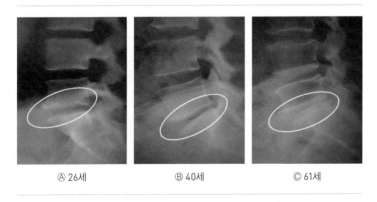

Ⓐ 26세　　　　　Ⓑ 40세　　　　　Ⓒ 61세

정답은 다음과 같다. Ⓐ는 26세, Ⓑ는 40세, Ⓒ는 61세다.

특히 Ⓐ의 사진을 잘 살펴보면 요추(허리뼈) 5번 뼈가 약간 조각 난 부분이 보인다. 이 사진을 통해서 우리가 알 수 있는 것은 몸 관리를 하지 않으면 20대 젊은 여성일지라도 60대 여성의 뼈 나이가 될 수 있다는 것이다.

### ⒶⒷⒸ의 공통점은 찬물

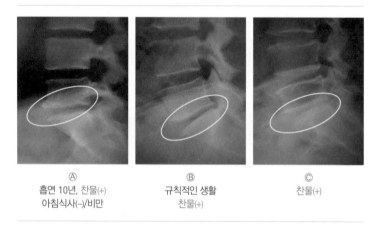

| Ⓐ | Ⓑ | Ⓒ |
|---|---|---|
| 흡연 10년, 찬물(+) 아침식사(-)/비만 | 규칙적인 생활 찬물(+) | 찬물(+) |

세 여자 환자의 공통점은 찬물이다. Ⓐ는 담배를 피운 지 10년, 아침을 안 먹고 다녀서 점심과 저녁에 폭식한 결과 비만 상태다. 늘 찬물만 마셨다. Ⓑ는 규칙적인 생활을 했다. 밤 10시 또는 11시경에 잠이 들고 아침 6시경 일어나는 규칙적인 수면 습관과 하루 세끼 잘 챙겨먹는 사람이었다. 단, 물은 항상 찬물만 마셨다. Ⓒ는 보통의 삶을 살았고 물은 찬물을 마셨다. 그러면 그 원

인이 반드시 찬물이라고 말할 수 있을까?

## 뼈 건강 ② 얼음물 〈 찬물

●

다음 사진을 보자.

Ⓓ는 항상 얼음물만 마셨다. 요추 3, 4, 5번을 보면 나이는 40대인데 뼈 나이는 70대 후반의 뼈 나이다. 이 환자의 일상은 늘 병원에 치료 받으러 다니는 게 하루 일과였다. 허리 통증을 참지 못해 하루는 정형외과, 하루는 한의원에 치료 받으러 다녔다.

Ⓔ는 항상 찬물만 마셨다. 본인은 찬물을 마시면서 항상 얼음물만 마시는 마누라를 탓했다. 이 환자의 뼈 나이 역시 70대에 가깝다.

**뼈 건강과 얼음물, 찬물 관계 비교**

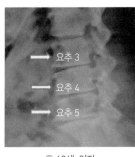

Ⓓ 40세, 여자
얼음물(+)

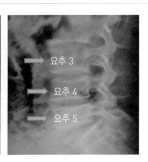

Ⓔ 49세, 남자
찬물(+)

Ⓓ와 Ⓔ는 부부 사이이고 남편이 부인에 비해 생물학적 나이는 9살이나 많았지만 남편보다 뼈 나이는 더 앞서가는 부인을 보고 앞으로 누나라고 부르라고 말했다.

겨울에서 봄으로 넘어가는 길목에서 시냇물에 맨발로 들어갈 때 물은 아직 차갑다. 이때는 차가운 물 때문에 발이 몹시 차가운데, 우리가 흔히 사용하는 표현은 무엇인가? "뼈마디가 시리도록 차갑다"는 표현이다. 차가운 냉기는 우리 몸에 들어와서 뼈를 상하게 한다는 뜻이다.

# 잠들기 전에
# 물 한 잔을 마셔야 하는 이유

잠들기 전에 물 한 잔을 마셔야 하는 이유 9가지다. 그중에서도 핵심은 8번째다.

우리가 수면에 들어가면 초반에 많은 땀을 흘린다. 대부분이 잠든 직후에 땀을 흘리고, 약 1컵 분량의 땀을 흘리기 때문에 수면 시간 내내 수분 부족 상태로 잠을 자게 되면서 여러 문제가 발생할 수 있다. 그래서 잠들기 전에 물 한 잔, 가급적 따뜻한 물 한 잔을 마시기를 권한다.(https://youtu.be/ygIGw5Lq7wU)

그렇다면 잠들기 전에 물을 한 잔 마셔야 하는 이유를 구체적으로 알아보자.

## 눈 건강을 유지하고 지친 눈의 회복을 위해서

•

장시간 모니터나 스마트폰을 보면 눈 깜빡임의 횟수가 줄어든다. 또한 휴식 없이 눈을 장시간 사용하면 눈의 피로감이 커진다. 특히 어두운 곳에서 장시간 TV 시청이나 스마트폰을 사용하면 눈 건강에 아주 해롭다. 눈이 쉽게 피로해지고 두통이 발생하기 마련이다. 사람은 보통 분당 20회 정도 눈을 깜박이는데 이는 눈물 순환을 시키는 데 아주 중요한 역할을 한다. 그러나 독서나 스마트폰을 포함한 전자 기기를 사용하면 눈 깜박임 횟수가 3분의 1로 줄어들어 안구 건조증이 발생하고 악화된다. 이러한 안구 건조증을 해소하기 위해 눈 깜빡임과 함께 충분한 수분 공급만큼 좋은 것이 없다. 몸에 수분이 충분해야 눈을 보호할 수 있는 눈물 분비가 왕성하게 일어난다.

## 수면 장애를 예방하고 숙면을 위해서

•

취침 전에 적당한 수분 섭취는 수면 중에 갈증을 예방해준다. 사람은 수면 중에 한 컵 분량의 땀을 흘리는데, 거의 대부분이 잠든 직후에 배출된다. 따라서 수면 중에 갈증을 느끼기 쉽다. 갈증을 느끼면 수면 중간에 일어나서 물을 마셔야만 갈증이 해결되므로 질 좋은 수면을 취할 수 없다. 잠들기 전 따뜻한 물 한 잔,

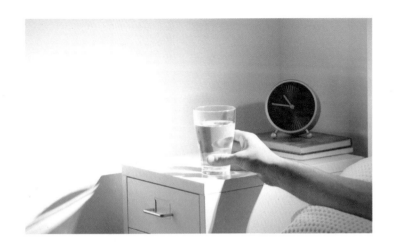

그리고 취침 중간에 깨면 다시 미지근한 물 한 잔 마시는 것을 권한다. 지나치게 뜨거우면 자율신경계 중 교감신경계를 항진시키기 때문이다. 수면 시간은 일반적으로 부교감신경계가 더 많이 작용하는 시간이고 활동하는 낮 시간은 주로 교감신경계가 작용하는 시간이다.

### 동안 피부 유지하고 탄력 있는 피부를 위해서

잠들기 전 수분 섭취가 피부를 촉촉하고 탄력 있게 만들어준다. 피부는 인체의 가장 큰 기관으로 혈액의 3분의 1을 차지해 피부의 건강을 유지하고 체온을 조절한다. 그러므로 수분이 부족하면 피부가 건조해지며 인체의 방어벽으로서의 기능이 약화돼 쉽게 감염에 노출된다. 낮 시간에는 수분을 충분히 섭취할 수 있지만 수면 중에 수분을 섭취할 수 없으므로 취침 전에 적당한 양의 수분을 섭취하는 것이 좋다.

### 피로를 제거하고 원기 회복을 위해서

●

물은 체내 대사나 스트레스 등에 의해 발생된 독성 노폐물을 간과 신장으로 운반해 처리한다. 일종의 정화 시스템이다. 물은 호흡 시에 들이마신 산소를 신체 각 부위로 전달하고 배기가스를 폐로 운반해 처리한다. 물은 부작용이 없는 천연 피로 회복제다. 물은 수면 리듬이 정상적으로 작동하도록 도와준다. 물을 마심으로 마음을 차분하게 해주어 스트레스, 불안, 우울함을 줄이는 데 도움이 된다.

### 심근경색, 뇌경색 등 심혈관계 질환을 예방하기 위해서

●

새벽이나 아침에 심근경색 또는 뇌경색이 잘 발생하는 이유는 수면 시 많은 양의 수분이 손실돼 혈액이 끈적거리고 탁해졌기 때문이다. 성인이 수면 시에 흘리는 땀은 300cc 정도다. 계절에 따라 약간 차이는 있지만 수면 시 배출된 수분으로 그만큼 혈액의 점도가 상승해 끈적끈적하고 탁해진다. 이로 인해 수면 직

전에 적당량의 수분을 보충해 체내 수분의 균형을 유지하고 심혈관계 질환을 예방하는 데 힘쓰자.(http://health.chosun.com/site/data/html_dir/2018/05/24/2018052401907.html)

## 적절한 수분 섭취로 취침 중 다리경련을 예방하자

근육의 경련은 과도한 운동으로 땀과 호흡을 통해 수분과 전해질이 지나치게 많이 배출돼 발생한다. 이때 우리 몸에서는 충분한 산소 공급이 이뤄지지 않고 노폐물이 과도하게 축적되면서 근육을 구성하는 단백질 성분들이 부조화로 인해 근육의 경련, 즉 쥐가 난다. 근육경련을 예방하려면 매일 10분 정도의 스트레칭과 충분한 양의 수분 섭취가 필요하다. 특히 수면 중 다리경련을 예방하려면 잠들기 전 물 한 잔을 마시는 것이 도움이 된다.(www.munhwa.com/news/view.html?no=2015061701033227097001)

## 적당한 온수 섭취로 장운동을 개선하자

잠자기 전 수분 섭취는 장운동을 촉진시켜 아침 배변을 수월하게 한다. 변비를 해소하기 위해 섭취한 야채 속의 식이섬유소의 효과를 최대화하려면 수분을 충분히 섭취해야 한다. 대변이 형성될 때 수용성 식이섬유소가 수분을 흡수해 부피가 증가

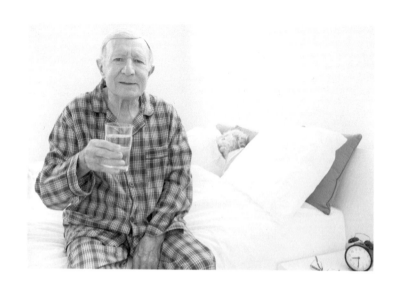

돼 배변을 돕는다. 또한 수분이 부족하면 몸의 대사 작용이 줄고, 여러 가지 대응 능력도 떨어진다. 특히 소화불량을 비롯한 변비, 설사 등의 증상을 자주 보일 때는 수분 부족을 의심해보는 것이 좋을 듯하다.(http://gs.iseverance.com/guidance/support_dept/nutrion_food_control/dietetics/view.asp?con_no=43972&page=&SearchField=&SearchWord=, http://health.chosun.com/site/data/html_dir/2018/03/02/2018030201988.html)

수면 시 1컵(300cc) 분량의 땀 배출량을 취침 전에 미리 보충하자

수면에 들어가면 곧바로 체온이 떨어진다. "잠들면 춥다"고 흔

히 말하는데, 실내 온도 등의 환경 탓이 아니라 실제로 체온이 낮아졌기 때문이다. 이때 몸은 땀을 내서 기화열로 체온을 떨어뜨린다. 성인의 하루 땀의 분비량은 보통 600~700cc다. 특히 잠자는 동안 약 1컵 분량(300cc)의 땀을 흘리는데, 거의 잠든 직후에 배출된다.(www.yanah.co.jp/ko/water_life/tips/)

### 기상 시 빠르게 체온을 올려주기 위해서

●

잠든 지 4시간이 지나면 우리 몸은 서서히 체온을 올리면서 잠에서 깨어날 준비를 한다. 적정 시간보다 짧게 잤을 때 평소보다 눈을 뜨기가 힘든 것도, 체온이 제대로 오르지 않은 상태에서 억지로 일어나야 하기 때문이다.

식사 시간으로는 최소 15분 이상을 권하며,
추천하는 시간은 약 30분에 걸쳐 천천히 식사하는 것이다.
"빨리 먹는 것은 빨리 죽는 연습이다"라는 말이 의미하듯
빨리 먹으면 위염, 위궤양. 식도염 등
다양한 위장 질환을 유발한다.

# PART 03

# 30번 이상
# 씹어라

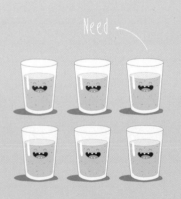

# 01

## 위가 자주
## 더부룩해진다?

### 노화로 위산 분비 능력이 저하된다

나이가 들수록 위의 위산 분비 능력은 저하된다. 40대 인구의
약 30%가 위산부족증으로 고생하며, 이들이 70대가 되었을 때
는 50%, 즉 2명 중 1명은 위산부족증으로 고생한다.

위산 분비 감소의 가장 큰 원인은 노화다. 다음의 그래프처럼
10대 때 분비되는 위산의 양이 60대가 되면 약 30% 이하로 줄
게 된다.

소화가 잘 안 되는 사람은 식사 중간에 소주잔으로 매실액 반,
미지근한 물 반을 섞은 다음 희석해서 마시면 소화도 잘 되고

## 노화에 따른 위산부족증

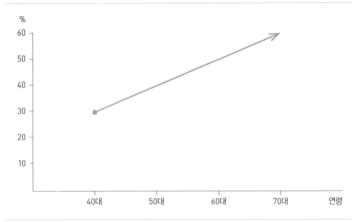

출처: 〈내 몸 사용 설명서 176회〉, TV조선, 2017년 10월 27일

## 위산 분비 감소 추이

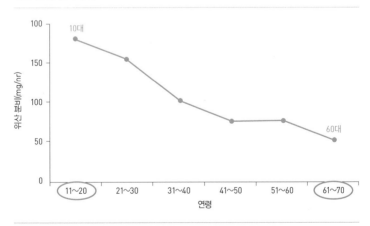

출처: JONATHAN V. WRIGHT, LANE LENARD, WHY STOMACH ACID IS GOOD FOR YOU : NATURAL RELIEF FROM HEARTBURN, INDIGESTION, REFLUX AND GERD, ROWMAN&LITTLEFIELD, 2018

입맛도 살아난다. 특히 항암 치료 중인 환자에게 도움이 된다.

## 음식물이 위에 막힌 것 같다?

●

위산에는 많은 성분이 함유돼 있어서 다양한 작용을 유도한다. 특히 위산의 주성분으로는 염산과 펩신이 있다. 강산인 염산은 음식물의 부패 즉, 발효에 필요하고, 펩신은 단백질의 소화에 관여한다.

위에는 내인자(intrinsic factor)라는 성분이 존재하는데 내인자는 비타민 $B_{12}$의 흡수에 관여한다. 비타민 $B_{12}$는 내인자와 결합해야만 소장 끝부분에서 흡수가 이뤄지는데, 이 과정이 잘 이뤄지지 않으면 비타민 $B_{12}$ 결핍성 빈혈이 생긴다. 이렇듯 위산 분비의 감소는 여러 가지 문제를 유발한다.

---

**위가 자주 더부룩해진다**

① 위 점막 기능 감소: 위궤양, 암, 감염 같은 손상에 대한 저항력 감소

② 위산 분비 감소
- 위의 ph, 산도 감소→소장 내의 유해한 박테리아의 과도한 성장을 유발→칼슘, 철, 비오틴, 엽산, 비타민 $B_{12}$, 아연 같은 영양소의 흡수를 방해
- 특히 철분과 비타민$B_{12}$의 흡수 저하로 빈혈 발생

•

위산은 소독 기능, 소화 기능, 신경전달 기능 등이 있다.

소독 기능은 위의 산도에 의해 좌우된다. 위산은 강산으로 산도가 Ph 1~2 사이다. 이해하기 쉽게 설명하면 위산보다 더 강한 산은 자동차 배터리에 들어가는 용액 외에는 없다. 식초 원액보다 더 강산이다. 이러한 강산은 음식물 속에 포함돼 있는 우리 몸에 유해한 균들을 제거하는 소독 기능이 있다.

소화 기능은 위산에 포함돼 있는 소화 효소인 펩신과 연관돼 있다. 단백질 섭취량이 증가하면 위산 분비가 증가하는데 이는 위산에 함유돼 있는 펩신의 증가와 관련돼 있다. 단백질의 소화에 꼭 필요한 소화 효소이기 때문이다.

신경전달물질인 가스트린, 히스타민, 아세틸콜린, 소마토스타틴은 각각 위의 다른 부분에 위치한 위점막 세포로부터 분비되는 호르몬이다. 이 호르몬들의 기능에 따라 위산 분비가 촉진되기도 하고, 위산 분비가 억제되기도 한다.

이렇듯 위산은 여러 가지 역할을 하는데 위산의 분비가 감소해 위산 부족 현상이 일어나면 사람의 장에서는 여러 가지 현상이 일어난다. 장내 유해균이 증가하며 이 유해균이 소장으로 이동하면 장내 세균총이 변한다. 즉 소장에서 유익균보다는 유해균이 더 많아지는 역전 현상이 발생하며, 펩신 부족으로 인해 단백질

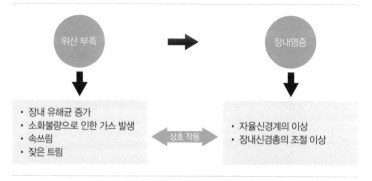

소화가 잘 이뤄지지 않아 우리 몸에 필요한 단백질이 제때 공급되지 않아 면역력 이상, 신경계 이상 등 여러 문제가 발생한다.

또한 여러 가지 소화장애, 즉 소화 불량으로 인한 가스 발생, 속쓰림, 잦은 트림 등이 발생한다. 소장의 유익균들은 소화 과정에서 우리 몸에 필요한 여러 신경전달물질의 원료를 만들어내는데 이 과정에 이상이 생기면 우리 몸의 자율 신경계의 이상 증상이 쉽게 나타난다. 우리 몸의 자율 신경계의 90%가 복부에 존재하는데 자율 신경계에 관여하는 수많은 호르몬의 이상이 오면 자율신경계 이상으로 인한 자율 신경계 실조증이 발생한다.

쉽게 설명하면 속이 좋지 않은 날 편안하게 잠을 잘 수 있는가? 아니다. 대부분 잠을 잘 자지 못한다. 수면에 관여하는 수많은 자율 신경계의 역할이 정상 작동하지 않아 잠을 못 자게 되는 불면증도 자율 신경계의 이상 중 하나다.

# 02

## 빨리 먹는 것은
## 빨리 죽는 연습이다

입에서 오래 씹어야 위가 좋아한다

●

나이가 들면 위산 분비 감소와 이로 인한 소화력의 감소는 어찌 보면 피해갈 수 없는 인생의 한 단면이다. 그렇다고 대책이 없는 것은 아니다. 이것을 대신할 수 있는 유일한 것은 입이고, 방법은 오래 씹는 것이다.

입에서 오래 씹을수록 위가 감당해야 되는 비중이 많이 감소한다. 오래 씹을수록 침과 음식물이 섞이면서 침에 존재하는 수많은 소화 촉진 물질들과 접촉 시간이 늘어나면서 소화가 더 잘 이뤄진다.

•

식사 시간과 위염과의 관련 연구에서 보여주듯이 식사 시간이 짧을수록, 특히 15분 이내에 식사를 마칠수록 위염 발병의 가능성은 더 증가한다.

**식사 속도와 위염의 관계** ·

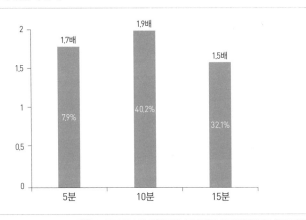

출처: WWW.MK.CO.KR/NEWS/VIEW/SOCIETY/2015/12/1190419/

강북삼성병원 서울종합건진센터 고병준 교수팀의 연구에 의하면 위염 환자의 7.9%가 5분 만에 식사를 마치며 15분 이상 식사하는 사람들에 비해 위염 발병 위험이 1.7배 높다. 위염 환자의 40.2%가 10분 만에 식사를 마치며 15분 이상 식사하는 사람들에 비해 위염 발병 위험이 1.9배 높다. 위염 환자의 32.1%가

15분 미만에 식사를 마치며 15분 이상 식사하는 사람들에 비해 위염 발병 위험이 1.5배 높다.

이 연구에 의하면 위염 환자의 80.2%가 15분 이내에 식사를 마친다. 여유 있는 식사 시간으로는 최소 15분 이상을 권하며, 추천하는 시간은 약 30분에 걸쳐 천천히 식사하는 것이다.

"빨리 먹는 것은 빨리 죽는 연습이다"라는 말이 의미하듯 빨리 먹으면 위염, 위궤양, 식도염 등 다양한 위장 질환을 유발한다.

# 03

# 장이 건강해야
# 행복호르몬이 많이 분비된다

제2의 뇌=장

두뇌와 장뇌라는 개념이 있다. 장뇌를 복뇌라고도 하며 최근 장을 '제2의 뇌'라는 개념으로 복부의 장이 제2의 뇌 역할을 한다는 개념이다. 뇌신경과학이 발달하기 전에는 행복호르몬이라고 불리는 세로토닌의 대부분이 뇌에서 생산될 것이라고 추측했다. 그러나 최근 뇌신경과학이 발달하면서 데이비드 펄머터 박사는 세로토닌의 80~90%는 장에서 생산되며, 특히 장이 건강할 때 더 많은 세로토닌이 분비된다고 밝혔다.(데이비트 펄머터 지음, 이문영·김선하 옮김,《그레인 브레인》, 지식너머, 2015)

세로토닌이 부족하면 우울증, 편두통, 과민성대장증후군, 만성
피로증후군, 귀차니즘, 자세가 흐트러짐, 통증과 감정 조절의 어
려움 등이 생길 수 있다.

장 건강이 나빠짐으로 인해 세로토닌 생산량 감소함에 따라 나
타나는 세로토닌 부족은 중추 신경계의 작용에 많은 영향을 끼
친다. 복부의 장용성 신경계와 뇌의 중추 신경계를 이어주는 연
결 고리 역할은 미주신경이 한다.

미주신경은 우리 몸의 다양한 부분에 분포돼 있다. 혀에서 미주
신경의 분포를 확인해보자. 혀에 분포한 신경을 살펴보면 혀 앞
쪽 3분의 2의 미각은 안면신경, 혀 뒤쪽 3분의 1의 미각은 설인
신경, 음식을 삼킬 때 넘어가는 혀의 뿌리 부분의 미각은 미주

**미주신경**

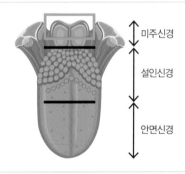

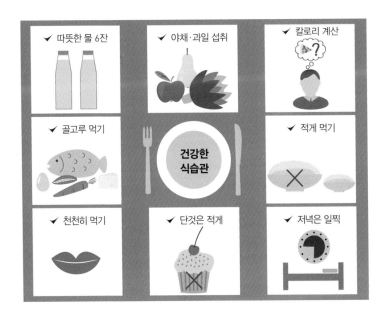

따뜻한 물 6잔

야채·과일 섭취

칼로리 계산

골고루 먹기

건강한
식습관

적게 먹기

천천히 먹기

단것은 적게

저녁은 일찍

신경이 분포돼 있다.

우리가 음식을 할 때 음식 맛을 보면 음식의 맛에 따라서 얼굴 표정이 변하는 이유는 바로 안면신경 때문이다.

그러면 왜 마지막 혀의 뿌리 부분에 미주신경이 분포하는가? 입에서 씹은 음식을 삼킬 때 미주신경은 음식에 관련된 모든 정보를 감지하고 인식해서 그 신호가 뇌로 전달된 후 뇌에서는 10번 뇌신경인 미주신경을 통해 복강에 분포돼 있는 각각의 미주신경가지에 정보를 전달해 음식을 소화시킬 준비를 하라고 신호를 보낸다. 그러면 미주신경이 우리 몸에 어떻게 분포해 있는지 살펴보자.

뇌와 장은 서로 영향을 주고받는다

•

10번 뇌신경 미주신경의 분포를 확인해보자. 인두, 후두, 심장, 폐, 식도, 위, 간, 비장, 소장, 대장, 신장 등에 미주신경가지가 분포해 있다. 혀의 뿌리에 분포한 미주신경에서 음식에 대한 정보를 취합한 뇌가 각 장기에 분포한 미주신경가지에 신호를 보내 소화할 준비를 하라고 신호를 보낸다.

그런데 우리가 음식을 너무 빨리 먹을 때가 있다. 음식을 빨리 먹으면 체한다. 혀뿌리 부분에 분포한 미주신경에서 정보를 취

**10번째 뇌신경인 미주신경**

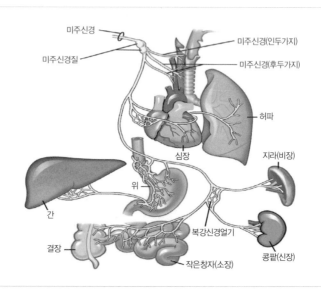

합한 뇌가 각 장기에 분포해 있는 미주신경가지에게 신호를 보낼 틈조차 없이 음식을 빨리 먹어버리면 우리 몸은 준비가 안 된 상태에서 음식을 받아들이므로 쉽게 체하게 된다.

### 빨리 먹고 찬물을 마시면 일찍 죽을 수도 있다?

●

음식을 천천히 먹어서 문제되는 경우는 거의 없다. 대부분의 문제는 음식을 빨리 먹는 데서 발생한다. 건강 강의 할 때 우스갯소리로 남편을 빨리 보내는 방법을 소개해준다. '빨리 먹게 하라'와 '찬물을 마시게 하라'다.

그렇다. 반대로 하면 된다. 몸을 따뜻하게 하고 물을 자주 마시자. 이를 동시에 하면 되는데 바로 따뜻한 물을 마시는 것이다.

이제부터는 음식을 천천히 먹는 습관을 길러서 체내 장기가 음식을 소화시킬 준비가 된 상태에서 음식을 받아들여 제 기능을 하도록 해 건강을 유지하자.

# 음식은 그저
# 음식일 뿐이다

정신없이 먹어대는 현대인

현대인의 식습관은 마치 전쟁을 방불케 한다. 한마디로 말하면 속도전이다.

나도 레지던트 시절 수술방에서 수술 중에 식사 시간이 되면 교수님께서 "밥 먹고 와" 하는 때부터 식당까지 뛰기 시작해 수술방 식당에서 식사하고 다시 수술대에 서기까지 채 10분이 걸리지 않았다. 한마디로 식사를 하는 것이 아니라 밀어 넣기였다. 그때 습관이 있어서 그런지 식사 시간이 대체적으로 빠르다. 지금은 의식적으로 천천히 먹으려고 노력한다.

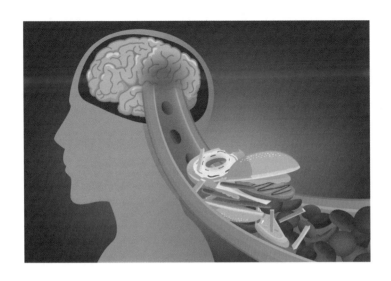

현대인은 정신없이 먹어대는 식습관으로 말미암아 과식이 일상화되었고, 이로 인한 호르몬 장애와 신진대사의 불균형으로 다양한 현대적 질병이 증가하고 있다.

### 무엇을 먹느냐보다 어떻게 먹느냐가 중요

여기에 반기를 들고 바른 식생활 습관을 주장하는 의사가 있다. 미국의 소아과 의사 잰 초즌 베이다. 이 의사는 "세상에는 좋은 음식, 나쁜 음식은 없다. 음식은 그저 음식일 뿐"이라고 주장하면서 올바른 식습관, 특히 먹는 방법의 중요성을 강조했다.

잰 초즌 베이는 '무엇을 먹느냐?'에서 '어떻게 먹느냐?'로 사고 전환을 강조했다. 생각 없이, 정신없이 먹어대는 '마음이 없는 먹기(mindless eating)'에서 천천히 식사하면서 식사에 몰입해 음식을 음미하면서 먹는 '마음챙김 먹기(mindful eating)'로 식습관을 바꿀 것을 강조했다.

"What you are what yot eat"라는 말처럼 내가 먹은 것이 곧 내가 되기 때문에 무엇을 먹느냐 뿐만이 아니라 어떻게 먹느냐에 따라서 내 모습이 변하기 때문일 것이다.

### 밥을 30번 이상 씹은 다음 반찬을 먹는다

●

왼쪽은 영국 근교에 있는 미술 작품인 〈Eat For England Spoon〉이다.

젠 초즌 베이는 '마음챙김 먹기'를 실천하기 위해서 '수저 내려 놓기'를 실천해야 한다고 강조했다. 그런데 우리나라 사람은 숟가락과 젓가락을 다 쓰므로 이 둘을 동시에 손에서 내려놓아야 한다. 손에 아무것도 없어야 우리의 의식이 식사에만 집중할 수 있다는 말이다.

밥 한 숟가락을 떠서 먹은 다음 음식을 오래 씹고 반찬을 먹어야 한다. 밥을 한 숟가락 떠서 먹으면 손에 젓가락이 있어 무의식적으로 반찬이나 국으로 향한다. 거의 반사적으로 젓가락을 잡고 있는 손이 움직이고 있는 것이다. 밥과 반찬을 동시에 먹으

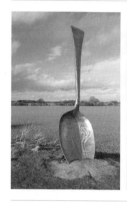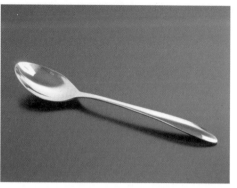

출처: WWW.GEOGRAPH.ORG.UK/PHOTO/711068

면 반찬에 있는 양념 맛 때문에 음식을 오래 씹지 못하고 바로
삼키게 된다.

앞으로는 먼저 밥을 한 숟가락 떠서 먹고, 젓가락을 손에서 내려
놓자. 밥을 30번 이상 씹은 다음 반찬을 먹고 씹고 음식을 삼킨
다. 이처럼 식사하면 식사 시간이 최소 15분 이상은 넘을 것이다.

코로 숨 쉬는 비강호흡의 주된 목적은 코를 통해
숨을 쉼으로써 뇌 기능의 회복,
특히 뇌하수체가 과열되는 것을 방지해 질 좋은 수면을
유도하는 것이다. 잠이 보약이라는 말이 있듯이
수면의 질을 개선해 건강을 회복하는 것이다.

# PART 04

# 코로 숨쉬면
# 건강해진다

Need

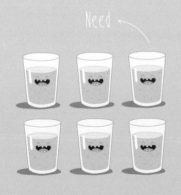

# 01

# 크게 웃고 푹 자는 것이
# 최고의 치료법이다

수면 부족에 시달리는 현대인

수면 부족은 기억력 저하, 암 발병 가능성 증가, 심장 질환 발병, 사망률 증가, 비만, 면역력 약화, 당뇨, 우울증, 인지행동장애(치매), 환각, 파킨슨병, 고혈압 등 여러 질환을 잘 유발시킨다.

하버드 의과대학의 연구에서도 수면 시간이 6시간 이하인 그룹과 7~9시간인 그룹을 비교했을 때, 6시간 이하인 그룹에서 비만, 뇌졸중 같은 뇌혈관 질환, 고혈압 같은 심혈관 질환과 만성 질환 발생률이 더 높은 것으로 조사됐다.

## 수면 부채

●

우리나라에서도 수면장애 환자가 급증하고 있다. 2010년 29만 명에서 2017년 51만 5,326명으로 증가했다. 7년 사이에 77.6%가 증가한 것이다.

수면장애 진료 환자 수

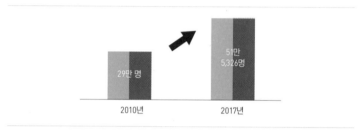

출처: 국민건강보험공단

수면을 우습게 보면 큰코다친다. 수면은 우리 몸을 리세팅(재조정)해주는 역할을 하기 때문이다. 단순히 잠을 잔다는 의미가 아니라 하루 일상생활 중에 일어났던 모든 일을 수면하는 동안 끊임없이 재조정해주는 역할을 하는데 잠을 소홀히 하면 언젠가는 반드시 수면으로부터 수면 부채를 청구 받을 것이다.

최근 수면 부채라는 용어가 등장했다. 지난밤의 잠이 필요한 수면 시간을 갖지 못하면 부족한 만큼 부채(빚)가 돼 쌓인다. 수면 부채는 최근에 알려지기 시작한 개념으로 장기간에 걸친 수면

| 수면의 역할 |
| --- |
| 육체적·정신적 피로회복 기능 |
| 생명 유지에 필수적 |
| 인지 기능 및 면역 기능 유지 |
| 단백질 합성 및 중추 신경계 발육(어린이) |
| 기억 및 학습 강화 |
| 일생의 3분의 1 차지 |
| 에너지 대사 향상 |
| 감정 조절 능력 향상 |
| 운동 기능 향상 |

부족은 건강은 물론 일상생활의 여러 부분에서 부정적 영향을 끼치고, 이로 인해 여러 문제를 일으킨다는 점이 속속 보고되면서 수면 의학계를 중심으로 확산되고 있다. 단순한 일시적인 수면 부족과 달리 장기적인 수면 부족은 은행 이자처럼 부채가 돼 점진적으로 우리 몸에 누적되면서 서서히 신체에 악영향을 끼친다는 점에서 그 문제가 심각하다. OECD 조사 결과, 한국은 평균 수면 시간이 가장 짧은 수면 부채 국가다.

## 잠은 생명 유지에 필수

수면을 통해 우리 몸은 피로를 해결한다. 몹시 피곤할 때 쪽잠을 자고 나면 피곤함이 쉽게 가시는 경험을 누구나 한 번쯤은

했을 것이다. 잠은 생명 유지에 필수적이다. 잠을 자지 않고 살 수 있는 사람은 지구상에 없다. 잠은 인지 기능 및 면역 기능을 유지시켜준다.

사람은 수면 시간이 짧을수록 시각적인 일을 못하게 된다. 특히 3시간 미만의 잠을 잤을 때 이런 현상은 더 두드러진다. 대표적인 경우가 자동차 운전이다. 운전은 철저히 시각적인 일이다. 눈을 감고 운전하는 사람은 없다. 그래서 수면 시간이 부족한 상태에서 운전할 경우 졸음운전으로 사고가 날 가능성이 높아진다. 그러므로 3시간 미만의 잠을 잤을 때는 운전대를 잡지 말라.

### 모든 지식은 잠잘 때 정리된다

●

며칠 동안 잠을 자지 못하고 일을 하면 몸살이 나는 경우가 있다. 이것은 면역 기능이 무너졌다는 이야기다.

수면은 단백질 합성 및 중추 신경계의 발육을 유도한다. 특히 어린이에게 수면 시간에 나오는 성장호르몬은 어린이의 성장 및 발육에서 중요한 역할을 한다.

우리가 낮에 배운 모든 지식은 수면 시간에 정리돼 장기 기억으로 옮겨지는데 수면 시간이 부족하면 그만큼 기억 및 학습 효과가 떨어진다. 무엇보다 인생의 3분의 1은 잠이 차지하니 잠을 잘 다루는 지혜가 필요하다.

# 매일 밤 조금씩
# 잠이 줄어들고 있다

수면의 질이 떨어지는 중년기

중년기에는 수면의 질적 변화가 다양하게 일어난다.

맨 먼저 수면 효율이 떨어진다. 이유는 나이에 따른 수면 자체의 변화와 여러 가지 신체 질환, 정신 질환, 복용하는 약 등이 복합적으로 작용해 수면 효율이 떨어진다.

잠들기까지 시간이 길어진다. 즉 수면 유도 시간이 길어진다. 수면 각성 빈도와 깨어 있는 시간도 증가한다. 수면 분절이 증가해 수면의 연속성이 깨진다.

침대에 누워 있는 시간은 증가하나 수면 효율은 떨어져 불면증

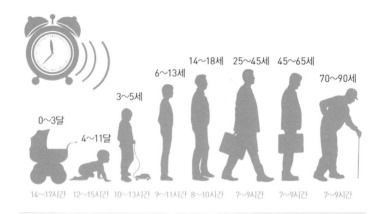

에 더욱 취약하게 된다.

취침 시간은 이르고, 그만큼 빨리 깬다. 즉 수면 유지 능력이 저하된다. 9시에 잠자리에 들어서 눈 떠보니 새벽 2~3시에 깨서 잠이 오지 않는다는 소리를 자주 듣는다.

낮 수면 시간이 증가한다. 밤에 충분한 수면이 이뤄지지 않으니 낮잠으로 보충하는 횟수가 잦아진다. 전체적인 수면 시간이 짧아진다. 청년층의 수면 시간이 7.5시간인 반면 70대인 경우 6시간으로 수면 시간이 짧아진다.

●

결론적으로 침상에 누워 있는 시간은 증가하나, 수면의 질적인 변화로 질 좋은 수면은 이뤄지지 않는다. 2차적인 변화로 고생하는 꼴이 되고 만다.

고령에 맞닥뜨리는 수면의 변화는 수면무호흡증, 근골격계 질환, 심폐 질환의 악화를 가속화시킨다. 신체 기능 이상으로 벌어지는 수면의 질적 변화는 더욱 가속되고 악순환이 반복될 가능성이 높아지는 것이다.

# 03

## 저녁에 어둠과
## 가까이 해야 하는 이유

햇볕에 노출되는 시간이 줄어들고 있다

•

중년기의 수면 변화의 원인에는 여러 요소가 작용한다. 1차적으로는 일주기리듬의 변화가 원인이다. 두 번째는 약물에 의한 원인이 주를 차지한다.

일주기리듬의 변화를 극복하는 데 가장 중요한 요소가 햇빛이다. 우리 몸이 햇빛에 노출되면, 특히 눈을 통해 들어오는 햇빛의 양을 우리 뇌가 계산해 밤낮을 인식한다. 그래서 아침에 일어나면 바로 커튼을 걷고 햇볕을 쪼이는 것이 중요하다.

밤에 잠자기 전에 스마트폰을 보지 말라는 이유는 스마트폰에서 나오는 블루라이트 때문이다. 블루라이트는 태양광 즉, 햇빛과 유사해 눈을 통해 들어오는 빛이 마치 햇빛처럼 인식돼 잠을 자야 되는 시간이 아니라 일어나야 하는 시간으로 인식하기 때문에 지나친 스마트폰의 사용은 불면증을 유발시킬 수 있다. 따라서 잠자기 1시간 전부터는 가급적 스마트폰 사용을 자제하는 것이 바람직하다.

## 약물 복용이 과한 요즘 사람들

●

약물에 의한 원인에는 여러 가지가 있다. 대표적으로 이뇨제, 각성제 특히 카페인, 항우울제 등이 있다.

특히 카페인은 작용 시간이 8~9시간이므로 오후 3시 이후에는 가급적 마시지 않는 것이 좋다. 저녁에 친구를 만나서 한 잔 마신 커피 속의 카페인은 새벽 2~3시까지 작용해 깊은 수면을 방해한다.

카페인의 주작용이 각성 작용이고 또 하나는 이뇨 작용이다. 깊은 잠까지 자지 못 하는데다가 이뇨 작용으로 자다가 깨서 화장실을 가야 되는 경우가 종종 일어나면 그날은 아주 질 나쁜 수면을 취하게 되기 때문이다.

| 암 치료 중 불면증을 이겨내는 방법: 생활 습관과 수면 환경 개선하기 |
| --- |
| ① 매일 같은 시각에 잠자리에 들고 기상하기 |
| ② 오전에 햇빛을 보며 가벼운 산책 또는 규칙적인 운동하기 |
| ③ 오후 4시 이후, 카페인 섭취 줄이기 |
| ④ 불면증을 악화시키는 음주 피하기 |
| ⑤ 잠들기에 도움이 되는 반신욕이나 이완 운동하기 |
| ⑥ 잠자리에 들기 전에 너무 배가 고프면 가벼운 간식 먹기 |
| ⑦ 잠이 오지 않는다고 TV, 스마트폰을 보면서 밝은 빛에 노출되지 않기 |
| ⑧ 침실을 조용하고 어둡게, 24~25도의 적절한 온도 유지하기 |

출처: WWW.SAMSUNGHOSPITAL.COM/HOME/HEALTHINFO/REFER/HEALTHVIEW. DO?HEALTH_TYPE=020004&HEALTH_ID=HT761&ST=&SW=

## 치료할 수 있는 불면증

●

불면증을 극복하려면 반드시 생활 습관과 수면 환경 개선을 위한 노력이 동반돼야 큰 효과를 볼 수 있다.

매일 일정한 시간에 잠자리에 들고 일어나야 한다. 잠들기에 가장 좋은 시간대는 밤 11시 전후다. 질병 치료를 목적으로 한다면 10시 이전에 잠자리에 드는 게 좋다.

오전에는 반드시 햇볕을 쬐고, 가벼운 산책이나 운동을 한다. 햇볕을 쬐면 세로토닌이 생성된다. 이렇게 생성된 세로토닌이 멜라토닌으로 전환되는 데 걸리는 시간은 14~15시간 정도다.

오후 3~4시 이후에는 카페인 섭취를 피한다. 카페인 작용 시간은 대략 8~9시간이다. 오후 3시에 커피를 마시면 대략 밤

11~12시에 카페인의 작용이 끝난다. 카페인의 주요 작용이 각성과 이뇨 작용이라는 것을 기억하길 바란다.

불면증을 악화시키는 술을 피한다.

잠들기 전에 수면 유도에 도움이 되는 반신욕, 족욕, 각탕이나 스트레칭 같은 이완 운동을 한다. 이런 활동은 잠들기 1~2시간 전에는 끝내는 것이 좋다.

잠자기 전에 너무 배가 고파도 잠이 오지 않으니 가벼운 간식을 섭취한다. 특히 트립토판이 많이 함유된 바나나 1개나 따뜻한 우유 한 잔 정도가 적당하다. 트립토판은 세로토닌의 전구물질이다. 세로토닌은 낮에 햇빛을 볼 때 생성돼 야간에 수면 유도 호르몬인 멜라토닌으로 전환되므로 트립토판이 함유된 음식을 가벼운 간식으로 먹는 것이 도움이 될 수 있다.

그러나 간식도 피할 수 있다면 먹지 않는 것이 좋다. 간식을 먹어서 위에 음식이 있으면 우리는 잠자리에 들지만 위는 이 음식을 소화시켜야 되므로 수면 모드가 아니라 소화 모드로 바뀌어서 깊은 잠을 잘 수 없다. 과식한 날 깊은 잠을 잘 수 없는 것과 같은 이치다.

수면을 유도하는 좋은 방법 중 하나가 잠자기 전에 생꿀을 한 숟가락 먹는 것이다. 생꿀은 행복호르몬인 세로토닌의 분비를 유도하므로 몸의 긴장을 풀고 편안한 몸 상태를 유도해 쉽게 잠을 잘 수 있도록 해준다.

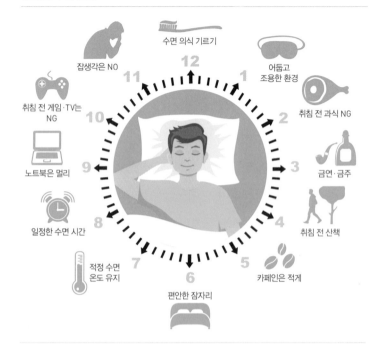

수면 의식 기르기

잡생각은 NO

어둡고
조용한 환경

취침 전 게임·TV는
NG

취침 전 과식 NG

노트북은 멀리

금연·금주

일정한 수면 시간

취침 전 산책

적정 수면
온도 유지

카페인은 적게

편안한 잠자리

침실은 조용하고 어둡게, 24~25도의 실내 온도를 유지한다. 수면 중간에 일어날 때 침실의 백색등을 켜면 다시 잠이 들더라도 백색등으로 인한 수면장애가 2시간 정도 지속된다. 백색등이 수면호르몬인 멜라토닌의 분비를 방해하는 탓이다. 따라서 수면 중에 일어날 때는 적색등이나 황색등을 사용하는 것이 수면 리듬의 방해를 최소화할 수 있다.

●

질 좋은 수면을 위한 간단한 해결책은 크게 3가지가 있다.

맨 먼저 일주기리듬을 바로잡아주는 햇빛이다. 우리 몸이 햇빛에 노출되면, 특히 눈을 통해 들어가는 햇빛의 양을 우리 뇌가 계산해 밤낮을 인식한다. 햇볕을 쪼이면 행복호르몬 세로토닌이 만들어진다. 세로토닌은 수면 유도 호르몬인 멜라토닌으로 바로 전환되지 않고 14~15시간 후에 전환된다. 그러므로 낮 시간 동안 햇볕을 많이 쪼여 세로토닌을 많이 만들어야 한다. 그래야 밤에 세로토닌으로 전환돼 수면이 잘 유도될 수 있다.

다음은 아침 식사다. 아침 식사가 중요한 이유는 음식이 위에

우울증과 불면증을 예방하는 일주기리듬

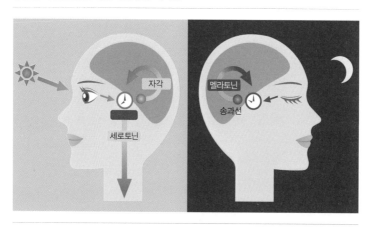

들어오면 이제 일어나서 일할 시간이라는 것을 우리 몸에 알려주는 신호 역할을 하기 때문이다. 야식을 먹으면 잠자야 될 시간에 일하라는 신호를 보내므로 질 좋은 수면이 이뤄질 수 없다. 해외여행 시에 시차 적응을 잘 할 수 있는 방법은 현지 시간에 맞춰서 식사하는 것이다. 이처럼 식사는 단순히 영양분을 섭취하는 기능뿐 아니라 우리 신체로 하여금 일할 시간과 휴식 시간을 알려주는 신호 역할을 한다.

마지막으로 코(비강) 호흡이다. 코골이와 수면무호흡증은 불면증의 중요한 원인 중 하나다. 그런데 코골이와 수면무호흡증이 있다는 것은 코로 숨 쉬지 않고 입으로 숨을 쉬고 있다는 의미다. 사람의 주요 호흡 경로는 코(비강)호흡이고, 입(구강) 호흡은 보조 호흡이다.

# 04

# 코골이에서
# 수면무호흡증까지

실험을 한 번 해보자.

여러분이 입을 다물고 코로 숨을 쉬면서 코골이 흉내를 해보자.
코골이가 잘 안 될 것이다. 이번에는 입을 벌리고 코골이 흉내를
세게 한 번 해보자. 가볍게 흉내 내면 잘 안 되고, 꼭 세게 흉내
내야 코골이 흉내가 잘 된다.

그러므로 코골이나 수면무호흡증이 있는 사람은 코가 아닌 입
으로 숨을 쉬는 구강호흡을 하고 있는 것이므로 수면 중에 코로
숨을 쉴 수 있도록 해줘야 한다.

## 구강호흡 관련 질환

●

구강호흡과 관련된 대표 질환 2가지가 코골이와 수면무호흡증
이다. 코골이와 수면무호흡증과 관련된 질환을 살펴보자.

코골이 관련 질환으로는 뇌졸중, 호흡기 질환, 협심증, 부정맥, 심
부전, 당뇨병, 역류성 식도염, 야간소변장애, 고혈압 등이 있다.

수면무호흡증 관련 질환으로는 뇌졸중, 뇌출혈, 뇌경색, 심근경
색, 협심증, 부정맥, 심부전, 당뇨병, 고혈압으로 특히 낮 동안 혈
압이 상승한다.

구강(입)호흡과 관련된 질환

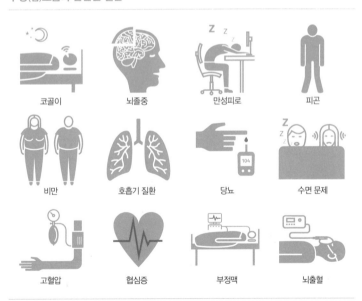

| 코골이 | 뇌졸중 | 만성피로 | 피곤 |
| 비만 | 호흡기 질환 | 당뇨 | 수면 문제 |
| 고혈압 | 협심증 | 부정맥 | 뇌출혈 |

코골이와 수면무호흡증이 유발하는 질환은 거의 비슷하다. 구강 호흡의 시작은 코골이이고 코골이가 심해져 마지막에는 수면무 호흡증에 도달한다.

## 코골이, 콧속에 원인 있다

•

우리는 이런 장면을 생활에서 자주 접한다. 배우자는 코 골고 자는데, 옆에 누워 있는 배우자는 코골이와 수면무호흡증의 소음으로 잠을 자지 못한다. 코골이와 수면무호흡증을 가지고 있는 본인도 수면의 질이 떨어져 깊은 숙면을 취하지 못하고, 배우자도 잠을 못 자는 이중고가 지속된다.

한편 기네스북에 오른 코골이 기록은 스웨덴의 카레 월커트가 1993년 세운 기록으로 무려 93dB이었다. 이전에 영국의 멜 스

**정상호흡(비강호흡)**

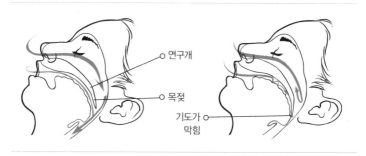

연구개

목젖

기도가 막힘

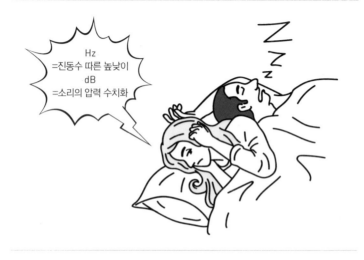

위처는 92dB이었다. 스위처의 코고는 소리는 18개의 바퀴가 달린 트럭이 굴러갈 때 내는 운전음과 비슷했지만 아내는 "자는 데 지장 없다"고 대답했다.

그러나 스위처 부인은 병원 검사 결과, 안타깝게도 한쪽 귀가 청력을 손실한 상태였다.

스위처는 "이웃에서 코고는 소리를 견디다 못해 8가구가 이사 갔지만 끝까지 침실을 지켜준 아내가 대견하다"고 너스레를 떨었다.(http://dongascience.donga.com/news.php?idx=-60474, www.vibronoise.com/soridanwi.htm)

●

소리는 높낮이와 세기가 있다. 소리가 높다는 것은 음파의 진동
수가 많다는 의미다. 단위는 헤르츠(Hz)다. 사람은 20~2만Hz의
소리를 들을 수 있고, 보통은 200~6,100Hz의 소리로 대화를
나눈다. 사람은 3,000Hz 부근의 소리를 가장 잘 듣는다. 코끼리
는 20Hz 이하의 초저음파, 박쥐는 2만Hz 이상의 초음파로 의사
소통을 한다.

소리의 세기를 나타내는 단위는 데시벨(dB)이다. 그런데 dB에도
종류가 많다. 난청도를 측정할 때는 dBHL을 이용한다. 이는 청
력이 정상인 20세 남녀가 각 주파수별로 들을 수 있는 가장 작
은 소리를 0으로 정한 것이다.

반면 dB SPL은 주파수에 관계없이 소리의 압력을 절대 수치화
한 것으로, 압력에 가중치를 두는 방법에 따라 A B C의 3종류
가 있다. 보통 dBA를 소음의 기준으로 삼는다.

사람의 귀는 6dB이 높아질 때마다 소리가 2배 크게 들린다. 기
준 dB보다 6dB이 높으면 소리는 2배, 12dB이 높으면 4배, 18dB
이 높으면 8배 크게 들린다. 1dBA(이하 dB로만 표기)는 마룻바닥
으로부터 1m 위에서 생쥐 오줌 한 방울이 떨어져 바닥에 부딪
칠 때 나는 소리다.

가을날 나뭇잎이 살랑거리는 소리는 10dB이다. 귓속말로 속

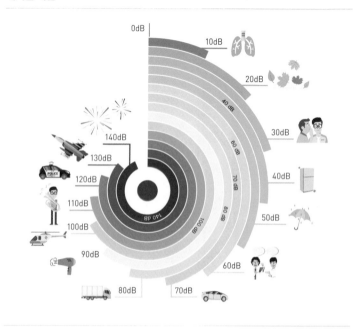

삭일 때는 40dB이고, 카페에서 조용하게 대화를 나눌 때는 55~60dB이다. 80~90dB 이상부터는 불쾌하거나 귀에 무리가 올 수 있다. 오락실과 PC방은 85dB, 영화관·공사장·비행장·지하철역 등은 90dB, 노래방·공장·체육관 등은 100dB까지도 올라간다. 나이트클럽이나 사격장의 소음은 115dB, 이어폰 소리도 115dB까지 올라간다. 귓전에서 쏜 총소리는 160dB까지 되므로 한 번에 청신경에 손상을 일으킬 수 있다. 특히 군대에서 사격 훈련 후에 이런 경우를 종종 볼 수 있다.

# 05

# 치매 환자의
# 수면 공통점은?

열 받는다=당신의 뇌가 과열되었다

●

다음의 사진은 내(Ⓐ)가 낮잠 자는 모습과 진료했던 치매 환자 (ⒷⒸ)의 잠자는 모습이다. 입을 벌리고 입으로 숨 쉬는 상태에서 잠자고 있는 모습을 볼 수 있다. 혹시 요양병원에 갈 기회가 있으면 잠자는 환자의 모습을 자세히 관찰해보라. 대부분의 환자들이 입을 벌리고 자는 모습을 볼 수 있을 것이다. 입 벌리고 잠자는 것은 단순한 문제가 아니다. 바로 뇌 기능과 관련이 있다.

뇌는 성인(몸무게 70kg 기준) 몸무게의 2%, 약 1,400g이다. 뇌는 신체 에너지의 20%, 신체 혈류량의 15%를 사용한다. 2%의 무

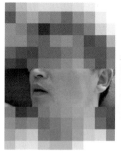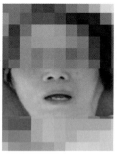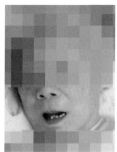

게가 20%의 에너지를 사용한다는 것은 다른 신체 부위보다 에너지 소비량이 많다는 의미이며, 다른 말로 표현하면 쉽게 과열될 수 있다는 의미다.

우리가 보통 말하는 "열 받는다"는 의미가 바로 뇌의 과열된 상태를 의미한다. 사람이 흥분하면 뇌의 활동량이 증가하고 이에 따라 혈류량과 에너지 사용량이 증가하기 때문이다.

예를 들어 자동차 라디에이터를 떠올려보라. 자동차 엔진이 과열되는 것을 막는 장치가 필요한데 라디에이터가 이 역할을 수행한다. 우리나라 모 자동차회사의 라디에이터 앞의 그릴은 동물의 코를 모티브로 디자인했다. 라디에이터가 자동차 엔진 과열을 막듯이, 코로 숨 쉬는 비강호흡은 뇌의 과열을 막아주는 역할을 한다.

먼저 코와 관련된 구조를 살펴보자. 코 주변에는 부비동이라는 공간이 있다. 우리가 흔히 축농증이라고 말하는데 정확한 의학 용어는 부비동염이다. 콧구멍 이외의 동굴이라는 의미로서 버금 부(副), 코 비(鼻), 동굴 동(洞)의 부비동(副鼻洞)이다. 부비동의 동은 동굴이라는 의미다. 즉, 코 주변에 동굴과 같은 빈 공간이 존재한다.

부비동은 위치에 따라 전두동(이마굴), 사골동(벌집굴), 접형동(나비굴), 상악동(위턱굴)이라 부르고, 코를 중심으로 좌우로 4쌍이 존재한다. 이 빈 공간의 역할은 공기가 콧속으로 들어와 좁은 통로를 통해 부비동으로 들어가 부비동을 환기시킨다. 이 환기가 중요한 이유는 부비동의 각각의 위치가 뇌의 기저부 주변에 존

**부비동의 구조와 분포**

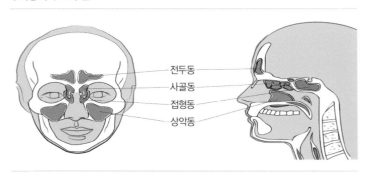

전두동
사골동
접형동
상악동

재하기 때문이다.

뇌는 몸무게의 2%인 1,400g이지만, 20%의 에너지를 사용하기 때문에 고에너지 사용 기관이므로 과열되기가 쉽다. 과열되지 않도록 하기 위해 뇌의 상층부에서 나는 열은 머리털이 식혀주도록 하고 뇌의 기저부, 즉 바닥 부분은 코로 숨 쉴 때 부비동에 들어오는 신선한 차가운 공기를 통해 과열되지 않도록 식혀준다.

## 뇌 기능 회복=뇌하수체 기능 회복

●

특히 접형동은 뇌하수체 바로 밑에 존재해 뇌하수체가 과열되는 것을 막아준다. 우리 몸의 호르몬 조절 센터인 뇌하수체가 과열되지 않도록 해 정상 기능을 하도록 도와준다. 이러한 과정이 정상적으로 이뤄지려면 코로 숨을 쉬어야만 가능해진다.

호흡 시 특히, 숨을 들이 마실 때 공기의 흐름을 보면 코로 숨 쉴 때 부비동을 환기시키는 공기의 흐름을 볼 수 있다. 특히 뇌하수체 밑 부분의 부비동을 접형동이라고 한다. 비강(코)호흡 시 공기가 접형동 부분을 지나가면서 과열돼 있는 뇌하수체를 식혀준다. 반대로 뇌를 식혀주면서 따뜻하게 데워진 공기는 폐가 가장 좋아하는 온도의 공기가 된다. 코로 숨 쉬는 것은 비단 뇌뿐 아니라 폐 건강에도 좋다.

구강호흡과 비강호흡의 중요성을 비교한 논문이다. 구강호흡과

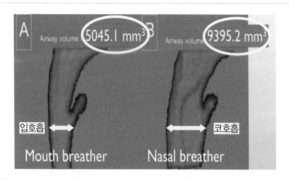

비강호흡 시 3차원적으로 계산한 인두의 면적을 비교한 것이다. 구강호흡 시 5,045.1mm³ VS 비강호흡 시 9,395.2mm³다. 비강호흡 시 구강호흡 시보다 공기의 흐름이 약 1.86배 많은 것을 볼 수 있다. 코로 숨 쉴 때 입으로 숨 쉬는 것보다 1.86배 많은 공기를 들이 마실 수 있다는 뜻이다.(Int J Pediatr Otorhinolaryngol. 2011 Sep;75(9):1195-9. doi: 10.1016/j.ijporl.2011.06.019. Epub 2011 Jul 20. Three-dimensional assessment of pharyngeal airway in nasal- and mouth-breathing children. Alves M Jr1, Baratieri C, Nojima LI, Nojima MC, Ruellas AC.)

## 뇌하수체는 우리 몸의 호르몬 조절 센터

뇌하수체는 우리 몸의 호르몬 조절 센터다. 뇌하수체는 전엽과 후엽으로 구성돼 있다. 전엽에서는 6~7가지 호르몬, 후엽에서는 2가지 호르몬이 분비된다. 크기는 1.2~1.5cm, 무게는 0.5~0.6g 이다.

뇌하수체 전엽과 후엽에서 분비되는 호르몬들이다. 후엽에서는 옥시토신과 항이뇨호르몬이 분비된다. 전엽에서는 갑상선자극 호르몬, 부신자극호르몬, 난포자극호르몬, 여포자극호르몬, 성장 호르몬, 프로락틴, 엔돌핀 등이 분비된다.

그러므로 비강호흡이 정상적으로 이뤄지지 않으면 뇌하수체가 과열돼 호르몬의 이상 상태가 유발된다. 입을 벌리고 자는 구강 호흡을 하면 항이뇨호르몬이 정상 분비되지 않아 소변을 보기 위해 밤에 여러 차례 잠에서 깬다. 밤에 1번 일어나는 것은 정상 범위다. 2번부터는 이상 상태인데 야간뇨 때문에 고생하는 사람 은 밤에 3~4번 정도 깨는 사람이 많다. 이렇게 수면 중에 소변 때문에 수시로 깨면 수면의 질이 급격하게 떨어져 일상생활에 막대한 지장을 준다.

현대인의 수명이 연장되면서 발생하는 가장 무서운 질병 중 하 나가 알츠하이머치매다. 코골이나 수면무호흡증은 우리 주변에 서 아주 쉽게 볼 수 있으므로 별것 아닌 것처럼 생각할 수 있으 나 치매를 일으키는 주범 중 하나다. 잠, 특히 비강호흡을 통한 수면은 뇌의 과열을 방지해 뇌 기능을 유지하므로 알츠하이머치 매를 예방할 수 있는 아주 중요한 방법이다.

## 뇌하수체-호르몬관리자

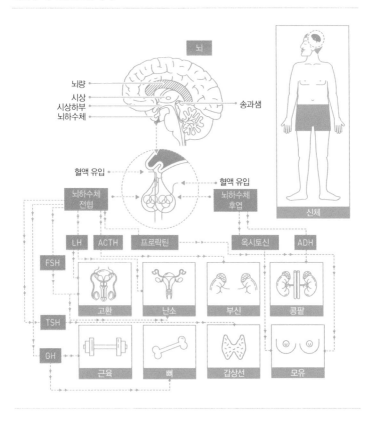

성장호르몬은 수면 중에 더 많이 분비된다. 이렇게 분비된 성장 호르몬은 병든 세포를 고치고, 새로운 뇌세포의 생성을 돕는다. 옥시토신은 분만 시 자궁 근육을 수축시켜 진통을 유발하고 분 만이 쉽게 이뤄지게 도와주고 출산 후에는 자궁이 수축해 산후 출혈을 막아주는 데 도움을 주는 호르몬이다.

그 외에 최근 연구에 의하면 누군가를 포옹하거나 친밀한 관계를 맺을 때도 옥시토신이 분비돼 기분을 진정시키고 행복감을 높여준다고 한다. 타인과의 유대감을 증진시켜준다는 말이다. 그래서 일명 '사랑호르몬'이라고도 불린다.

이런 다양한 호르몬은 뇌하수체 기능이 정상적일 때 충분히 분비된다. 자동차 엔진이 과열되면 잘 달리던 자동차가 멈춰 서듯이 수면 중에 입으로 호흡하면 뇌하수체가 과열돼 충분한 양의 호르몬 분비가 이뤄지지 않아 신체 기능이 저하된다.

# 06

## 코골이에겐
## 종이테이프를!

코골이는 구강호흡으로 산소가 부족해지는 것이 가장 큰 문제

입을 벌리고 자는 구강호흡의 시발점에는 보통 코골이가 있고, 코골이가 악화되면 종착지에는 수면무호흡증이 기다리고 있다. 코골이나 수면무호흡증은 입을 벌리고 자는 구강호흡 시 일어나는 현상이다. 구강호흡 시에는 비강호흡 시보다 기도 면적이 좁아진다. 이로 인해 호흡량이 감소해 결국에는 산소 부족 현상을 일으킨다. 뇌졸중, 심혈관 질환인 협심증이나 심근경색, 수면장애, 성기능 감소 및 혈압 관련 질환이 잘 발생하기도 한다.

## 코호흡의 목적은 뇌 기능의 회복에 있다

●

코로 숨 쉬는 비강호흡의 주된 목적은 코를 통해 숨을 쉼으로써 뇌 기능의 회복, 특히 뇌하수체가 과열되는 것을 방지해 질 좋은 수면을 유도하는 것이다. 잠이 보약이라는 말이 있듯이 수면의 질을 개선해 건강을 회복하는 것이다.

병원에서는 흔히 양압기 치료를 처방한다. 수면무호흡증이 심한 사람은 출장을 갈 때도 양압기를 가져갈 정도다.

코콜이 수면 무호흡 치료 효과 1등 양압기

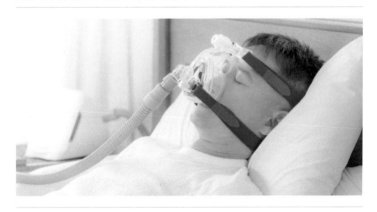

### 비용이 들지 않는 종이테이프 건강법

●

이 건강법은 비용이 들지 않는 것이 특징이다. 사진에서처럼 종

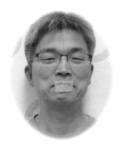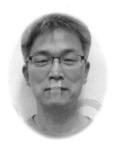

이테이프를 사용하는 것이다. 종이테이프는 보통 1,500~2000원 정도 한다. 이에 비해 양압기는 150만 원 이상이다. 비용 면에서 종이테이프와 비교가 안 될 만큼 고가다.

종이테이프를 붙이는 방법은 일자인 수평 혹은 수직으로 붙이는 2가지 방법이 있다. 사선으로 붙이는 방법도 있다. 사진에서 사용한 테이프는 넓이가 2cm다. 수평으로 붙이는 것과 수직으로 붙이는 것의 차이점은 바로 대화 가능의 유무다. 수평 테이핑은 말을 할 수가 없다. 수직 테이핑은 테이프를 붙인 상태에서 대화가 가능하므로 대화를 하다가 그대로 잠자리에 들면 된다. 우스갯소리로 화가 났을 때는 일자로 붙여 화가 나서 대화하고 싶지 않다는 표시로 쓰라고 하기도 한다. 사선으로 붙이는 방법은 넓이가 1cm인 테이프를 주로 사용한다. 그래도 밀폐 효과가 좋다.

| 코호흡 테이프 건강법 | | |
| --- | --- | --- |
| 붙이는 방법 | 입술을 안으로 살짝 말아준다 | |
| | 첫날은 잠자기 1시간 전에 미리 붙여서 연습한다 | |
| | 적응 기간은 15일 정도 | |
| | 효과: 붙이는 시간에 비례 | |
| 주의사항 | 배 아플 때, 속이 매스꺼울 때, 토하려고 할 때, 음주 시는 붙이지 않는다 | |
| | 종이테이프: 1회용이 아니다. 5회 정도 사용이 가능하다 | |
| | 테이프를 뗄 때 살살 부드럽게 떼는 것이 좋다 | |

테이프를 붙이는 요령은 입술 안쪽으로 살짝 말아주는 것이다. 입술을 너무 오므리면 근육이 긴장돼서 장시간 붙일 수가 없다. 첫날은 잠자기 1시간 전에 미리 붙인다. 테이프를 붙이고 자면 잘 때 숨 막히는 것 아닌가 하는 막연한 두려움이 있다. 잠자기 전에 미리 붙여서 1시간 동안 문제가 없었다면 잠 잘 때도 아무 문제가 없다. 보통 적응 기간은 보름 정도다.

그런데 붙이는 첫날부터 적응하는 사람도 있다. 나도 첫날부터 적응한 케이스다. 2010년부터 오늘 현재 이 시간까지 붙이고 잠자리에 들고 있다. 평생을 붙일 요량이다. 이유는 깊은 잠, 곧 수면의 질이 좋아진 덕분이다.

효과는 붙이는 시간에 비례한다. 어떤 사람은 잠결에 테이프를 떼버려서 별효과가 없다고 한다. 효과가 없는 것이 아니라 붙이는 시간과 비례한다고 할 수 있다. 1시간 붙이면 1시간, 2시간 붙

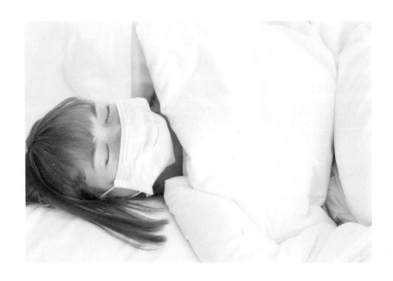

이면 2시간, 밤새 붙이면 밤새 붙이는 만큼 효과를 보는 것이다. 나도 2010년부터 붙이고 있지만 한 달에 한두 번은 잠결에 무심코 코 테이프를 뗄 때가 있다.

단, 배 아플 때, 속이 매스꺼울 때, 토하려고 할 때, 술을 마셨을 때는 붙이지 말라. 토하려고 할 때 테이프가 걸리적거려서 제대로 토하지 못한 결과 질식할 수 있다. 지금까지 종이테이프 건강법을 소개해준 지인들로부터 문제제기를 받은 적은 없다. 성인은 토하려는 힘만으로도 종이테이프인지라 잘 찢어지니 걱정하지 마라.

테이프를 붙이고 효과를 본 가장 어린 케이스는 5살이다. 이 아이는 비염이 있는 아이였다. 테이프를 붙이는 날과 붙이지 않는

날의 차이가 극명한 까닭에 매일 엄마에게 붙여달라고 했다고 한다.

껌이 귀하던 시절, 씹던 껌을 벽에 붙여놓고 다음 날 다시 떼어다가 씹던 때가 있었다. 종이테이프도 마찬가지다. 1회용이 아니라 통상 5번 정도까지 무난하게 사용할 수 있다. 다음날 입김으로 호호해서 붙이면 잘 붙는다. 나는 종이테이프를 몇 번까지 쓸 수 있나 실험해 본 적이 있는데 9번까지 가능했다. 이렇게 1,500~2,000원짜리 테이프 1개로 1년은 충분히 사용할 수 있다. 뗄 때는 살살 부드럽게 떼어내는 것이 요령이다. 입으로 숨 쉬는 사람들은 입술이 건조하고 갈라져 있는 경우가 많아서 뗄 때 아플 수도 있다. 이런 점이 싫어서 테이프를 사용하지 않는 경우도 종종 있다.

## 왜 수면 시 테이프를 붙여야 하는가?

●

인터넷에 검색해보면 잠자는 동안 어떻게 구강호흡을 막을 수 있는가라는 글을 볼 수 있다. 바로 잠자는 동안 테이프를 사용하는 것이다. 수면 시 테이프를 붙여야 하는 이유는 다음과 같다.

무엇보다 깊은 수면을 취할 수 있고 코골이가 감소한다.

천식과 알레르기의 개선은 덤이다. 코털은 공기 청정기처럼 먼지나 이물질을 걸러주는 역할을 한다. 그러므로 입으로 숨을 쉬

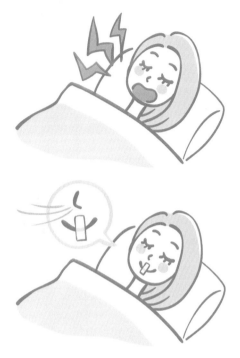

테이프를 붙이면 숙면을 취할 수 있다.

면 먼지나 이물질이 제거되지 않고 바로 기관지에 도달해 점막
에 달라붙어 염증을 유발하기 때문에 천식과 알레르기가 악화
된다.

테이프를 붙이면 건강한 구강을 유지할 수 있고 효율적인 호흡
도 할 수 있다. 입을 벌리고 자면 구강이 건조해져서 구강질환이
증가하고 악화될 수밖에 없다. 주 호흡인 비강호흡이 제 역할을
못하게 되며 이로 인한 많은 문제가 유발됨은 물론이다.

손을 목 주변에 가져다 대고 호흡 시 근육의 움직임을 느껴보라. 구강호흡 때는 비강호흡 때보다 근육의 움직임이 더 크다. 입을 벌리고 자면 그만큼 목 주변의 근육이 많이 움직이므로 평온한 상태를 유지하기 어렵다. 종이테이프 건강법을 활용하면 정신과 신체의 평온함을 유지할 수 있다.

산화질소는 신체 내에서 혈관의 확장에 작용하는 대표 화학 물질이다. 그런데 산화질소의 25%가 부비동에서 생산되는데 이것은 비강호흡 시에 정상 생산되는 양이다. 그러므로 구강호흡 시 산화질소 생산량이 감소하면 이로 인한 산화질소 부족으로 심장질환인 협심증이나 심근경색이 발생할 수 있다.

협심증이나 심근경색증 발생 시 응급약으로 사용하는 니트로글리세린이 바로 산화질소의 일종이다. 산화질소는 혈관을 확장시켜 혈액 순환량, 즉 공급량을 증가시키는 역할을 하는 데 산화질소가 부족하면 산소 공급량이 부족해 협심증이나 심근경색증을 유발하거나 악화시킬 수 있다. 코골이나 수면무호흡증과 관련된 심장질환의 대표 질환으로 협심증, 심근경색증이 꼽히는 이유이기도 하다. 그 외에 심부전증, 부정맥 등도 꼽을 수 있다.(출처: www.ondietandhealth.com/why-tape-my-mouth-at-night/)

# 07

# 아침을
# 똥과 바꾸지 말라

배변에 가장 좋은 시간은 아침 식사 직후

나이가 들어가면서 배변 습관도 변한다. 특히 장운동이 저하돼 변비가 잘 유발된다. 그래서 규칙적인 배변 습관을 유지하는 것이 중요하다. 그러려면 왜 일정한 시간에 변을 보는 것이 중요한지 살펴보자.

식사 때 위에 음식이 들어가면 위는 반사 작용을 이용해 각 장기로 신호를 보낸다. 대표적인 반사 작용이 위-대장 반사다. 위-대장 반사 작용에 의해서 구불결장(S-상)에 있는 배설물(대변)이 직장으로 옮겨가고 이때 자극이 뇌에 전달돼 배변 욕구가 일어

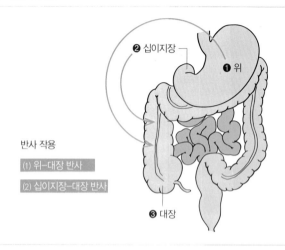

❷ 십이지장

❶ 위

반사 작용

(1) 위-대장 반사

(2) 십이지장-대장 반사

❸ 대장

난다. 이 배변 욕구는 식사 직후 15분경에 가장 강력하게 일어나고 특히 아침에 가장 강하다. 그래서 배변감이 없더라도 아침 식사 후 15분경에는 좌변기에 앉아 있는 것이 좋다.

위의 그림은 식사 후 대장의 운동을 보여주고 있다. 위-대장 반사, 십이지장-대장 반사에 의해 대장의 배설물을 직장으로 이동시키는 움직임이 일어난다.

다음 페이지의 그림은 식사 전후의 구불결장에서 일어나는 압력의 변화를 나타낸 것이다. 식사 전에는 항문 입구로부터 15cm, 20cm, 25cm 위쪽의 장에서 압력의 변화가 있다. 식사 전에는 일정 시간에 짧게 일어나는 압력의 변화를 볼 수 있는 반

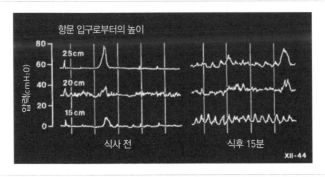

항문 입구로부터의 높이

출처: WWW.HELPFORIBS.COM/FOOTER/BRAINGUT.ASP

면, 식후 15분경에는 마치 지진파처럼 지속적으로 압력의 변화가 일어나고 있는 것을 볼 수 있다. 그래서 식후 15분경에 규칙적으로 화장실에 가야 할 필요가 있다.

"아침 식사를 똥으로 바꾸지 말라"는 말이 있다. 식후 15분경 직장 내의 압력 변화에 의해 강력한 수축이 일어날 때 변을 보지 않으면 배변 속의 수많은 노폐물이 체내에 흡수돼서 인체에 해롭다는 말이다. 그중에서도 특히 암모니아가 중요하다.

## 방귀를 참으면 벌어지는 일

〈스포츠경향〉(2017년 11월 29일 자)에 실린 데이트 중 방귀를 참다가 목숨을 잃은 한 소년에 관한 신문 기사가 인상 깊었다. 콜롬

비아 소년 로드리고 발란타(16)가 같은 학교에 다니는 여학생과 첫 데이트 후 전철을 타러 가는 길에 쓰러졌다. 소년은 병원으로 곧 옮겨졌으나 사망했다. 병원이 밝힌 사망 원인은 내부 출혈로 방귀를 참다가 직장에서 저산소증이 발생했고, 이로 인해 염증이 발생해 출혈이 일어났으며 사망까지 이르렀다는 것이다.

### 축적된 암모니아가 간성혼수를 유발한다

●

대장의 대변 속에 있는 암모니아는 체내 혈중으로 흡수되면 간으로 이동해 간에서 요소로 전환된 다음 소변으로 배출된다. 그

간의 대사와 분비 기능: 암모니아

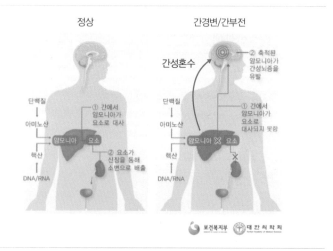

러나 간 기능이 나빠지면 암모니아가 요소로 전환이 되지 않는다. 그래서 혈중 암모니아 농도는 높아지고 만다. 혈중의 높아진 암모니아는 뇌를 잘 통과해 뇌 기능을 떨어뜨린다. 간성혼수를 일으킨다. 간성혼수가 오면 관장을 자주 해 변을 배출시키고 암모니아가 체내에 흡수되지 않도록 한다.

대장 속의 암모니아가 왜 간에서 요산으로 전환되는지 궁금할 것이다. 대장의 혈액 순환 특히, 정맥의 혈액이 심장으로 되돌아가려면 반드시 간을 거쳐야 한다. 간에 도달한 혈액 속의 암모니아는 간에서 요산으로 전환된 다음 소변으로 배설되는 과정을 거친다는 말이다. 그런데 간경화 같은 간질환이 있으면 요산으로 전환이 되지 않은 암모니아가 혈액을 타고 뇌로 가서 혼수를 일으키는데 이것이 간성혼수가 일어나는 이유다.

유일하게 내 마음대로 조절할 수 있는 부분 중 하나가 근육이다.
근육은 지속적인 근력 운동에 따라 근육양을 늘릴 수 있다.
우리가 방송에서 볼 수 있는 80세 보디빌딩 선수처럼
노력 여하에 따라 근육양을 유지할 수 있다.

# PART 05

# 가벼운 근력 운동의
# 놀라운 효과

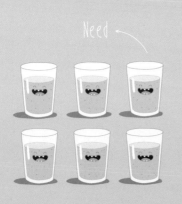

# 운동 습관에
# 근력 운동을 추가하길

등산은 이제 그만

•

"한국 노인의 운동량은 일본 노인보다 많지만 신체 나이는 3.7세 노쇠"(《연합뉴스》, 2018년 1월 1일 자)되었고 "등산, 운동인지 사교인지" 한국 노인들의 잘못된 운동 습관을 엿볼 수 있다. "일본 국립장수의료연구센터에서 한일 노인 1,069명을 비교 연구한 결과, 일본은 근력 운동에 주력하고 있다. 한국 노인들은 평소 운동 습관에 근력 운동을 추가해야" 한다.

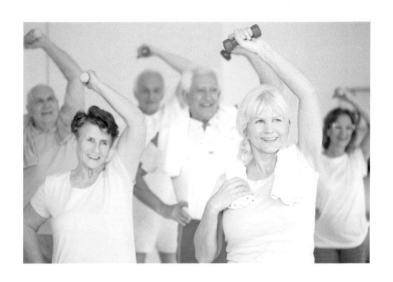

유산소 운동 〈 근력 운동

•

한국의 노인은 일본 노인보다 운동량은 많지만 신체 나이는 오히려 3.7세를 앞서가고 있다는 것이다. 이유는 잘못된 운동 습관 때문이다.

이러한 차이는 한국의 노인들은 유산소 운동에 주력하는 반면 일본 노인들은 근력 운동에 주력하기 때문이다.(http://news.chosun.com/site/data/html_dir/2018/01/01/2018010100960.html)

한일 간의 비교를 살펴보면 운동 일수에서는 주당 1.8일, 시간에서는 주당 95분을 더 운동에 투자하지만 운동의 종류는 다르다. 한국은 주로 걷기, 등산, 자전거 타기 등 유산소 운동이다. 반면 일본은 근력 운동 교실, 볼 운동, 관절에는 무리가 없지만 근력을 키우는 데 좋은 수중 운동 등을 많이 한다. 한국의 노인들은 근력 운동을 추가하는 것이 바람직하다는 것을 알 수 있다.

| 구분 | 한국 | 일본 |
|---|---|---|
| 운동 일수 | 4.6일 | 3.8일 |
| 운동 시간 | 295분 | 200분 |
| 운동 종류 | 걷기, 등산, 자전거 타기 | 근력 운동 교실, 볼 운동, 수중 운동 |

# 02

# 혹시 주변 사람과
# 얼굴이 비슷해지고 있는가

어느새 키가 작아지고 있다

•

나이가 들어가면서 근골격계도 적지 않은 변화가 일어난다. 골격이 변하면서 외모도 동시에 변하고 있기 때문이다. 따라서 나이가 들면 외모의 평준화가 일어난다.

맨 먼저 추간판(척추 원반 또는 척추 디스크)이 얇아진다. 뼈에는 약 22%의 수분이 포함돼 있다. 나이가 들어가면서 수분이 감소해 생기는 변화다. 경추(목뼈 또는 목등뼈), 흉추(등뼈), 요추(허리등뼈) 사이사이에 디스크가 있다. 이 디스크에는 뼈보다 더 많은 수분이 포함돼 있다. 이 많은 수의 디스크 속 수분이 감소해 얇아지다가 간격이 좁아짐에 따라 신장이 5cm 정도 줄어든다.

그다음 골 형성 세포보다는 골 흡수 세포의 활동이 많아진다.

이런 변화의 대표 현상이 골다공증이다.

## 근육의 긴장도는 60세 이후에 급격히 감소한다

우리가 긴장할 때 "힘 빼 힘 빼"라고 말한다. 긴장도라는 의미는 힘 즉, 근력을 말한다. 근력은 20~35세에 최고조에 이르지만 80세가 되면 20대 중반의 65~85% 근력을 유지한다.

근력이 감소한다는 의미는 근육양이 감소한다는 의미이기도 하다. 감소된 근육은 지방으로 대체된다. 나이가 들어가면서 근육양은 증가하고 근육 조직 재생 능력은 감소해 80세에는 근육양이 20대에 비해 절반 정도밖에 남지 않고, 근육의 탄력성도 감소한다. 근육의 탄력성 감소는 유연성의 감소로 이어진다. 근육의 긴장도는 60세 이후부터 급감하므로 60세 이후부터는 근력운동을 해야 한다는 얘기다.

근력은 상지(팔)부터 감소하지만 하지(대퇴, 무릎, 정강이, 발) 근력의 감소는 심각한 문제를 일으키므로 근력을 키우기 위한 노력을 해야 한다. 나이가 들면 내 마음대로 할 수 있는 신체 기관이 그리 많지 않다. 그러나 나이가 들어도 내 마음대로 할 수 있는 신체 기관이 있다. 바로 근육이다. 나이가 들어도 근력 운동량에

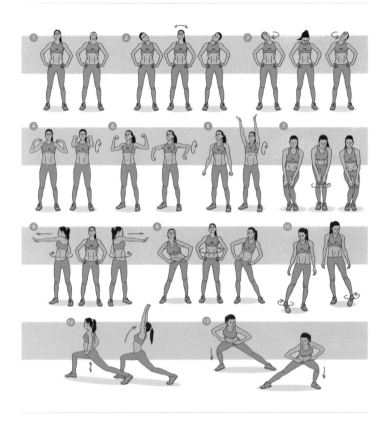

따라 근육양을 충분히 늘릴 수 있다는 사실을 기억하기 바란

다.(히로시 슈토 지음, 이중목 옮김,《히로시 규토 박사가 권하는 59세 운동

법》, 책보, 2013)

●

관절에서는 인대와 건(근육의 일종) 및 관절 연골의 섬유화가 일어난다. 여기서 섬유화란 무엇인가? 흉터를 떠올리면 쉽게 이해할 수 있을 것이다. 흉터 조직은 정상 조직과 비교해 크고 딱딱하다. 정상 조직보다 유연성이 떨어진다는 말이다. 흉터 조직은 정상 조직에 비해 섬유 조직이 더 많고 서로 엉켜 있어서 유연성이 없고 딱딱하다. 이것이 섬유화다.

이런 변화가 관절에서 일어나기 때문에 2차적으로 관절 운동의 장애가 생겨 관절 운동 범위는 줄어들게 된다. 따라서 나이가 들면 근력 운동뿐 아니라 유연성을 증가시키는 운동 곧 스트레칭을 해야 하는 것이다.

## 03

근육은 내 마음대로
조절할 수 있다

남녀 모두 20% 이상의 근육이 감소한다

나이가 들어가면서 남녀 모두 20% 이상의 근육이 감소한다. 안타깝게도 나이가 들어가면서 우리 몸에서 내 마음대로 할 수 있는 부분은 점점 줄어든다.

하지만 유일하게 내 마음대로 조절할 수 있는 부분 중 하나가 근육이다. 근육은 지속적인 근력 운동에 따라 근육양을 늘릴 수 있다. 우리가 방송에서 볼 수 있는 80세 보디빌딩 선수처럼 노력 여하에 따라 근육양을 유지할 수 있다.

## 중강도 운동을 추천한다

•

운동은 강도에 따라 저강도, 중강도, 고강도로 분류한다. 이 중에서 질병 예방이나 치료 목적에 가장 좋은 강도는 중강도 운동이다.

중강도 운동이란 달리면서 옆 사람과 말은 할 수 있지만 대화는 불가능한 수준의 운동을 말한다. 군대에서 군가 부르면서 달리기 하는 것을 볼 수 있는데 이보다 좀 더 빨리 달리는 것이다.

## 권장 수준 이하의 신체 활동도 건강에 도움 된다

•

"미국 뉴욕 버팔로대학의 마이클 라몽테 교수가 이끄는 연구팀은 63~99세 미국인 여성 6,000여 명을 대상으로, 신체 활동과 사망 위험 사이의 관계를 연구해 〈미국노인의학회저널(Journal of the American Geriatrics Society)〉에 발표했다.

연구진은 유럽계와 아프리카계, 남미계로 구성된 여성들이 착용한 운동 센서를 통해 신체 활동량을 측정했다. 여기서 가벼운 신체 활동은 앉아서 움직이는 것보다 좀 더 높은 수준이다. 신체 활동량을 분석해보니 여성들 중 55% 이상이 가벼운 신체 활동으로 하루를 보내고 있는 것으로 나타났다.

그런데 놀랍게도 바닥을 청소하거나 창문을 닦는 등의 집안일

레벨별 신체 운동

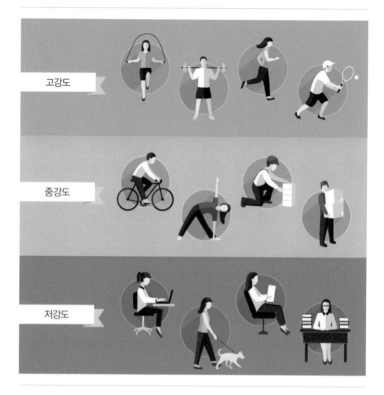

을 하루에 30분이라도 한 사람들은 앉아만 있었던 이들보다 사망 위험이 12% 더 낮았다. 이뿐 아니라 매일 힘차고 빠르게 걷거나 자전거 타기를 하는 등 중간 강도로 활발하게 신체 활동을 하는 사람들은 사망 위험이 무려 39% 더 낮았다."(《서울신문》, 2017년 11월 20일 자)

이 연구 결과는 집 안에서 푹 쉬기보다 적당한 집안일을 하는 것이 노인의 사망 위험률을 낮춰준다는 사실을 보여준다. 바닥 청소나 창문 닦기 같은 가벼운 신체 활동이 앉아만 있는 사람보다 사망 위험률을 12% 감소시킨다니! 하물며 건강 유지를 위한 가장 적당한 운동인 중강도 운동(빠르게 걷기, 자전거 타기)을 할 때는 사망 위험률이 39%나 줄어든다. 이 연구 결과는 하루 권장량에 미치지 못하는 운동일지라도 앉아만 있는 것보다 낫다는 것이다.(http://nownews.seoul.co.kr/news/newsView.php?id=20171120601019&wlog_tag3=naver)

# 04

## 근육엔
## 나이가 없다

아령을 사줄 때 시작했어야 했는데…

●

서영갑(83세) 선생은 중학교 교장으로 은퇴한 현역 최고령 보디
빌딩 선수다. 퇴직 전부터 몸을 관리하다가 정년퇴직 후 4일 만
에 헬스클럽에서 본격적으로 근력 운동을 시작했다.

보디빌딩을 시작할 당시 부부의 대화가 재미있다. 팬티 바람에
노망했다고 핀잔주는 부인에게 "병치레하면서 집에만 박혀 삼식
이 되면 우짤레"로 응답하는 선생님의 대답이 재치 있다. 그 후
실제로 부인은 뇌졸중으로 쓰러졌으나 서 선생의 도움으로 극복
할 수 있었다. 그 핵심 중 하나가 근력 운동이었다.

서영갑 선생의 기초 체력 평가

| 구분 | 60대 남성 | 서영갑(82세) | 평가 |
|---|---|---|---|
| 심폐지구력 | 28~31 | 32 | ★★★★☆ |
| 유연성 | 1.8~9.4 | 10.3 | ★★★★☆ |
| 근지구력 | 16~22 | 39 | ★★★★★ |
| 민첩성 | 392~385 | 354 | ★★★★★ |
| 순발력 | 25.1~30.0 | 36.4 | ★★★★☆ |

〈생로병사의 비밀〉(2017년 3월 29일)에 출연한 서영갑 선생의 신체
나이는 60대였다. 근육엔 나이가 없다는 선생의 휴대폰 멘트가
인상적이다.

근육은 우리의 몸을 보호하는 무기이자 행복 발전소 역할을 한
다. 서영갑 선생은 지인들에게 아령 선물을 많이 했단다. 질병으
로 고생하는 분들이 하나같이 하는 말씀은 서 선생이 "아령을
사줄 때 시작했어야 했는데"라는 후회의 말이었다. ("'최고령 현역
보디빌더' 서영갑 "근육은 몸속의 행복발전소… 3kg 아령이 제 인생을 바꿨
죠"", 〈한국경제〉)

근육은 우리의 몸을 보호하는 무기이자 행복 발전소

•

25세 여성의 상지와 63세 여성 상지의 근육 변화를 비교한 것이
다. 검은색 부분은 근육이고, 흰색 부분은 지방이다.

젊은 여성(좌측)과 고령 여성(우측)의 허벅지 CT 촬영 비교 사진

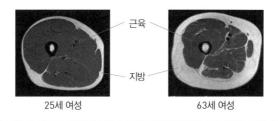

근육

지방

25세 여성                  63세 여성

25세 여성의 상지는 대부분이 근육으로 이뤄져 있지만, 63세 여성의 상지는 근육(검은색)이 줄어들고 지방(흰색)이 증가한 것을 볼 수 있다.

## 근육양을 늘리기 위해 추천하는 손쉬운 운동

●

맨 먼저 복합 운동을 추천한다. 걷기/뛰기를 교대로 하는 것이다. 5분 걷고 5분 뛰고, 이 방법이 힘들면 1분 뛰고 1분 걷는다. 이것도 힘들다면 운동장을 반 바퀴 돌고 반 바퀴 걷는 복합 운동을 한다.

스쾃 운동이나 낮은 산 등산, 즉 계단 오르기도 좋다. 스쾃 운동을 꾸준히 해 하체 근육 특히, 허벅지 근육을 유지하는 것이 중요하다. 근육 감소증이란 개념이 있다. 근육 감소증이란 나이가 증가하면서 동반되는 근육양 감소와 동시에 근력의 감소를 의미

| 추천 운동 | 운동법 |
|---|---|
| 복합 운동 | 걷기/뛰기(5분씩 교대) |
| 하체 운동 | 스쾃 운동, 낮은 산 등산(또는 계단 운동) |
| 스트레칭 | 3배 느린 국민체조 |
| 접시돌리기 운동 | 발의 위치: 좌우, 앞뒤 |
| 줄넘기 없는 줄넘기 운동 | 하루 1,000회(10분 소요) |

한다. 그 결과로 다양한 동반 질환과 사망을 유발하므로 최근에는 질환으로 인식되고 있다.

이것을 예방할 수 있는 간단한 방법이 스쾃 운동이나 계단 오르기다. 요즘은 지하철에서 지상으로 나올 때 에스컬레이터나 엘리베이터를 이용할 수 있다. 시설이 좋은 반면 이것을 이용하는

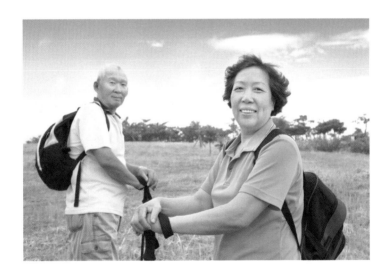

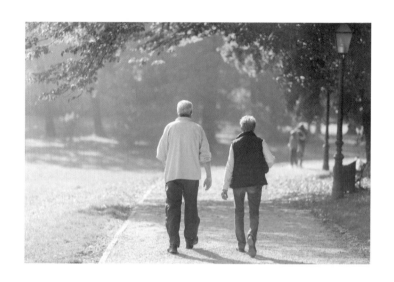

사람의 근육양은 자연히 줄어들게 마련이다. 인간을 편리하게 해주는 시설이 결국은 인간의 건강을 해치고 있는 것이다.

스트레칭을 자주 해 근육의 뭉침을 해소하고 혈액 순환이 잘 되도록 해야 한다. 그런데 보통 속도보다 3배 느리게 운동하는 것이 스트레칭의 포인트다. 자전거를 보통 속도로 타는 것이 쉬운가, 아니면 제자리에 서 있는 것이 쉬운가? 말할 것도 없이 서 있는 것이 타는 것보다 훨씬 어렵다. 그만큼 집중력이 필요하고 에너지 소비도 많다는 말이다. 스트레칭을 3배 느린 속도로 할 때 우리 몸은 집중하고 균형 감각이 훨씬 더 많이 필요로 하는 고강도의 운동이 되는 것이다.

접시돌리기 운동을 해 허리의 통증을 예방하는 것도 중요하다.

나이가 들면 알게 모르게 허리 통증 환자가 증가한다. 허리 통증으로 활동의 제약을 받아 신체 활동이 감소하면 그만큼 건강이 악화된다. 접시돌리기를 할 때 발의 위치에 주의를 기울일 필요가 있다. 발을 좌우로 한 상태에서 운동을 하면 허리의 옆구리 부분을 주로 운동하게 되고, 발을 앞뒤로 한 상태에서 운동하면 허리의 뒤쪽 부분을 주로 운동하게 된다. 그러므로 접시돌리기 운동을 할 때는 2가지 다 한다.

줄넘기 없는 줄넘기 운동이란 이런 것이다. 1일에 1,000번 정도 하는데 10분 정도 걸린다. 보통 줄넘기를 이용해 운동을 한다. 그러나 줄넘기가 없는 상태에서 줄넘기를 가지고 운동할 때와 동일하게 운동하면 우리의 뇌는 상상을 하면서 운동을 하게 된다. 한마디로 운동도 되는 동시에 뇌의 기능도 향상시켜주는 좋은 방법이다.

# 05

# 스스로 결정하고
# 스스로 선택한다

몸은 늙어도 마음은 이팔청춘

●

신노심불노(身老心不老), 즉 "몸은 늙어도 마음은 이팔청춘"이라고 흔히 말한다. 그런데 하버드대학 엘렌 랭어 교수는 마음가짐에 따라 육체의 건강과 삶의 질 또한 변한다는 것을 실험을 통해 보여주고 있다.

마음을 젊게 하면 덩달아 몸도 젊어진다는 것이다. 마음가짐에 따라 신체의 다양한 건강 지표가 영향을 받는다는 것이다. 다른 말로 표현하면 "마음챙김"이라고 한다. 마음을 놓치면 삶도 놓친다. "모든 지킬 만한 것 중에 더욱 네 마음을 지키라 생명의 근원이 이에서 남이니라"라는 〈잠언〉 구절과 일맥상통한다.

## "늙어서"라는 말에 스스로를 옭아매지 말자

●

1976년 엘렌 랭어 교수와 예일대학교 주디스 로딘 교수는 뉴잉글랜드 소재 아덴하우스라는 요양원에서 공동으로 '화초 키우기'라는 실험을 했다. 2층과 4층 노인들 즉, 4층의 실험 집단과 2층의 통제 집단으로 구별했다. 4층의 실험 집단 노인들에게는 자신과 관련된 일에서 더 많은 선택을 하도록 권장한 반면, 2층의 통제 집단 노인들에게는 스스로 결정을 내리는 대신 필요한 일은 직원들이 최대한 도와주도록 했다.

4층 노인들은 직접 화초에 물을 주었고, 식물의 종류와 화분의 위치도 본인이 스스로 결정했다. 반면 2층 노인들의 화초는 간병인들로 하여금 물을 주게 했다. 실험 시작 전과 3주간의 실험 후 행동 평가와 정서 평가를 했다. 결과는 모든 면에서 실험 집단이 통제 집단보다 월등히 좋았다.(엘렌 랭어 지음, 변용란 옮김,《마음의 시

| 구분 | | 2층 노인들 | 4층 노인들 |
|---|---|---|---|
| 화초 키우기 | | 통제 집단 | 실험 집단 |
| 3주후 | 삶이 행복한가? | 2층 노인들 〈 4층 노인들 | |
| 18개월 후 | 건강 상태 | 악화(71%) | 호전(93%) |
| 사망률 | | 30% | 15% |

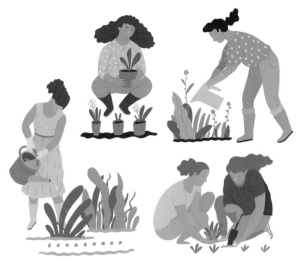

사소한 것부터 스스로 결정해보자.

계》, 사이언스북스, 2011)

"삶이 행복한가?"라는 질문에 4층 노인들의 만족도가 높았다. 18개월 뒤 같은 평가를 했다. 4층의 실험 집단 노인들은 건강이 호전되었고, 2층의 통제 집단 노인들의 건강은 악화되었다. 식물에 물주기, 어떤 영화를 볼지 직접 선택하는 것과 같은 사소한 책임과 선택권을 부여받은 그룹의 생존율 등을 포함한 삶의 질이 훨씬 더 좋았다. 실험 집단과 통제 집단의 사망률이 15% 대 30%라는 결과가 이것을 말해준다.(탈 벤 샤하르 지음, 권오열 옮김, 《행복을 미루지 마라》, 와이즈베리, 2013/토드 부크홀츠 지음, 장석훈 옮김, 《RUSH 러쉬!》, 청림출판, 2012/엘렌 랭어 지음, 이양원 옮김, 《마음챙김》, 더

퀘스트, 2015)

공동 연구자 주디스 로딘 교수는 아무리 허약한 노인이라도 스스로 결정하고 선택할 수 있는 기회를 가질수록 건강하고 행복하게 오래 산다고 말한다.

"늙어서"라는 말에 스스로를 옭아매지 말자. "늙어서"라는 말에 스스로를 맞추는 마인드 셋 상태가 되는 순간 우리의 삶도 순식간에 노화의 늪에 빠질 것이다. "나이는 숫자에 불과하다"라고 마음에 늘 되새기자.

# 06

## 마음이 변해야
## 몸도 변한다

오직 마인드 셋만 바꾼 결과

엘렌 랭어 교수의 또 다른 실험이 있다. 84명의 호텔 청소부를 대상으로 한 것이다. 84명의 호텔 청소부들을 모집했다. 실험 참가자의 연령은 18세부터 55세까지 다양했고, 일주일에 32~40시간 정도의 일을 했다. 하루 평균 15개 정도의 호텔방을 청소했다.

"연구 대상자는 하루 종일 힘든 육체노동을 하는 호텔 객실 청소원들이었다. 우리가 처음에 '규칙적으로 운동을 하느냐'고 묻자 그들은 '운동을 안 한다'고 대답했다. 우리는 절반의 피험자

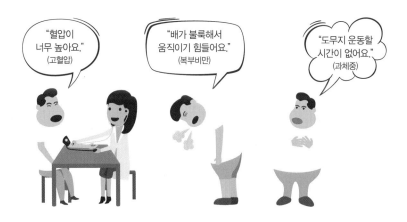

들에게 그들이 하는 일을 마치 헬스클럽에서 운동하는 것처럼 생각하라고 지시했다. 그 한 가지 외에 다른 것들은 변화시키지 않았다. 오로지 마인드 셋 하나를 바꾼 결과, 실험 집단은 체중·허리-엉덩이 비율·체질량 지수·혈압이 줄었다. 반면 통제 집단에서는 이런 신체적 변화가 나타나지 않았다."(엘렌 랭어 지음, 이양원 옮김, 《마음챙김》, 더퀘스트, 2015)

84명을 44명의 실험 집단과 40명의 통제 집단으로 나눴다. 44명의 실험 집단에는 여러분이 호텔방을 청소하는 활동이 곧 운동이라고 설명했다. 특히 각각의 청소 활동은 운동으로 환산했을

| 구분 | 청소하는 데 걸리는 시간 | 소모되는 칼로리 |
| --- | --- | --- |
| 시트 갈기 | 15분 | 40 |
| 진공청소기 밀기 | 15분 | 50 |
| 욕조 닦기(욕실 청소) | 15분 | 60 |

때 어느 정도 칼로리가 소모되는지 말해줬다.

결국 방 1개를 청소하면 10분 운동하는 효과와 같다. 하루 15개 정도의 호텔방을 청소하면 150분간 즉, 2시간 반을 운동하는 효과가 있다고 설명했다. 실험 집단에게 청소는 곧 운동이라는 생각을 가지고 하라고 했다. 반면 40명의 통제 집단은 특별한 설명 없이 이전과 똑같은 상태로 호텔방 청소를 했다.

## 마음가짐만으로도 살을 뺄 수 있다

●

4주후 실험 집단과 통제 집단을 비교한 결과 생각을 바꾼 실험 집단은 몸무게, 허리둘레, 지방, 혈압이 감소한 반면 통제 집단은 아무런 변화가 일어나지 않았다. 이 실험을 통해 단순히 '일'이 갖고 있는 운동 효과를 새롭게 바라보는 마음가짐만으로도 정보를 제공받은 사람들의 몸이 변한 것을 알 수 있다.

| 구분 | A그룹 | B그룹 |
|------|-------|-------|
| 청소 방법 | 몸의 변화를 바라보며 청소 | 무심코 청소 |
| 변화 추이 | 체중, 허리둘레, 지방 혈압 감소 | 변화가 없다 |

4주라는 기간은 극적인 효과를 기대하기엔 아주 짧은 기간일지도 모른다. 그러나 4주 동안 평소와 동일하게 먹고, 특별히 추가한 운동 없이 일을 바라보는 마음만 바꿨을 뿐인데도 몸무게가

1kg 감소된 것은 마음의 변화만으로도 충분히 육체적인 부분의 변화, 즉 운동 효과를 기대할 수 있음을 의미한다. 특히 실험 집단의 최고 혈압이 평균 10mmHg 정도 감소했다는 것은 주목할 만하다.

우리가 혈압 약을 새로 개발할 때, 대조 약에 비해 혈압이 10mmHg 정도만 감소해도 아주 좋은 약으로 평가 받고 출시된다. 더군다나 약이 아닌 마음을 챙김만으로도 이 정도의 변화가 있다니 대단하지 않은가.

### 바라보는 눈이 달라지면 몸이 변한다

●

왜 차이가 날까?

청소하면서 몸을 움직일 때마다 칼로리가 빠져 나간다고 생각하니 실제로 지방이 빠져나간 것이다. 그런 생각을 하지 않고 청소할 때는 오히려 피로 독소가 몸에 쌓였다. 바라보는 마음가짐이 달라지니 몸도 변한 것이다.

몸을 떠나서 있는 마음은 없다. 몸을 떠나 있는 마음은 죽음밖에 없다. 몸이 변하면 마음이 변하고, 마음이 변하면 몸도 변한다.(김상운 지음,《왓칭》, 정신세계사, 2011)

〈히브리서〉 11장 1절에 "믿음은 바라는 것들의 확신이요, 보이지 않는 것들의 증거입니다"라는 구절이 있다. '천국 같은 것은

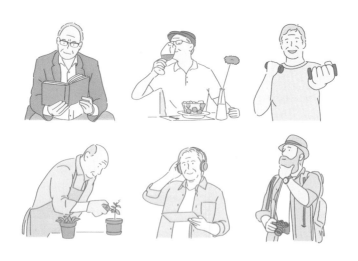

없어'라고 생각하는 사람은 천국을 보지 못할 것이지만 천국이
있다고 믿는 사람은 천국을 볼 것이다.

지금까지 설명한 내용은 얼핏 보면 대단히 쉬울 것 같지만 막상
실천해보면 쉽지 않다. 그러나 간단하지만 꾸준히 실천하면 좋
은 결과를 가져다줄 것이라는 믿음을 가지고 실천하길 바란다.

### 올바른 습관이 건강을 좋아지게 한다

지금까지 설명했던 방법들을 통해 여러 질환으로부터 건강을 되
찾은 사례가 많이 있지만 일일이 다 열거할 수 없기에 여기에 한
사례를 소개하고자 한다.

ⓐ는 치료하기가 어렵다는 난치성 질환인 건선(2005년 2월 발병)

Before

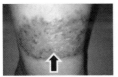 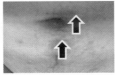 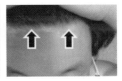

After

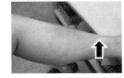 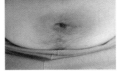 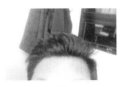

| 왼쪽 발목 부위 | 배꼽 주변 | 이마 |

을 가지고 있는 40대 남성 환자다. ⓐ는 지금까지 설명했던 내용들을 가지고 2년여 동안 지도받고 실천한 결과, 건선을 거의 정상에 가깝게 호전시킨 사례다.

ⓐ의 소원은 한여름에 반바지 입고 다니는 것이다. 건선이 심할 때는 목욕탕에서 쫓겨나는 수모도 당하기도 했다. 그러나 2017년 여름 그 소원을 이뤘다. 지금은 본인이 생활을 어떻게 하느냐에 따라서 건선 증상이 심해지고 호전되는지 잘 알기에 스스로 몸 상태를 조절할 수 있다.

이 책은 올바른 습관을 통해 건강을 유지하고 질병을 예방하는 것이 목표인데 ⓐ의 사례는 좋은 본보기가 될 것이다.

# 07

# 병은 걸리지 않는 것이
# 더 중요하다

복부 수술 후 반드시 장유착이 온다

현재까지 수술 후에 발생하는 장폐쇄증을 예방하는 방법이나 완벽한 치료법은 없다. 치료법을 개발한다면 아마 노벨상감일 것이다. 그 어떤 복부와 관련된 수술일지라도 장유착에 의한 장폐쇄증은 피해갈 수 없다. 수술 후 수년 동안 문제없이 지냈을지라도 뒤늦게 갑자기 장폐쇄증이 올 수도 있다.

•

장유착에 의한 장폐쇄증은 '빨리 먹을 때'와 '많이 먹을 때' 잘 발생한다. 빨리 먹는 것은 빨리 죽는 연습이라고 말했다. 장유착에 의한 장폐쇄증 상태의 장을 살펴보면, 장유착에 의한 밴드가 형성돼 그 부분이 좁아져 있는 경우가 종종 있다.

빨리 먹으면 대체적으로 많이 먹는다. 빨리, 그리고 많이 먹은 음식물이 좁아진 부분을 통과하려다 보니 문제를 일으키는 경우가 많다. 그래서 음식이 풍성한 명절 때 장폐쇄증 환자가 상당히 발생한다.

차가운 것을 먹을 때, 스트레스를 받을 때, 먹고 싶지 않은 데 마지못해 먹는 것의 공통점은 무얼까? 바로 장운동의 이상을 초래하는 음식 섭취 상황이다. 특히 장운동의 저하를 유발해 장폐쇄

| 장유착에 의한 장폐쇄증의 원인 |
| :---: |
| ① 빨리 먹을 때 |
| ② 많이 먹을 때 |
| ③ 차가운 것을 먹을 때 |
| ④ 스트레스 받을 때 |
| ⑤ 마지못해 먹을 때 |
| ⑥ 지나치게 자극적인 것을 먹을 때 |
| ⑦ 밤늦게, 특히 밤 10시 이후 먹을 때 |
| ⑧ 음식 맛이 이상한데 괜찮겠지 하고 먹을 때 |

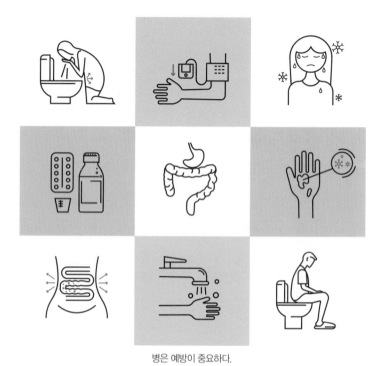

병은 예방이 중요하다.

증을 일으킨다.

다른 맛보다도 매운맛을 먹을 때 배탈이 나서 온 환자들을 많이 볼 수 있다.

밤 10시는 우리 몸이 하루를 정리하고 휴식 모드로 전환하는 시점이다. 그런데 이때 식사를 하면 우리 몸은 휴식이 아니라 음식을 소화시켜야 하는 상태로 전환돼 장이 휴식을 취하지 못한다. 사람도 쉬지 않고 일하면 과로하게 돼 몸이 고장 난다. 우리 몸의 오장육부도 수면 시간을 통해 휴식하고 회복돼야 하는데 밤늦게 먹으면 쉽게 탈이 난다.

음식 맛이 이상한데 괜찮겠지 하고 먹을 때가 있었을 것이다. 음식 맛이 조금이라도 이상하면 먹지 말아야 하는데 괜찮겠지 하고 먹으면 복부 수술을 받은 사람은 백발백중 탈이 난다. 음식 맛이 조금이라도 이상하면 절대 먹지 말자.

장폐쇄증을 예방하려면 이 같은 상황에서 반대로 하면 된다. 천천히 먹고, 적게 먹고, 차가운 음식을 가급적 피하고 따뜻한 음식을 먹는다. 스트레스 받을 때, 마지못해 먹을 때, 지나치게 자극적인 것 먹을 때, 밤늦게 먹을 때, 음식 맛이 이상할 때는 먹지 않거나 피하는 것이 상책일 때가 있다.

질병은 낫는 것이 아니라 걸리지 않는 것이 더 중요하다. 곧 예방이 중요하다는 의미다.

# 습관이 가장 중요하다

한국 최고의 장수 마을인 충청북도 괴산에서는 여든이면 경로당에서 막내다. 다른 지역에 비해 인구 10만 명당 100세 이상 인구가 42.1명으로 두 번째로 많은 경상북도 문경의 33.9명보다 월등히 많다. 이처럼 100세 인구는 앞으로 점점 더 많아질 것이다. 장수는 인간의 삶에서 축복의 상징이다. 그런데 축복의 상징인 장수, 특히 100세 시대를 맞이하고 있는 우리의 삶이 밝은 것만은 아니다.

100세가 넘는 고령자의 73.2%가 치매, 고혈압, 골관절염, 천식 기관지염 같은 만성 질환을 가지고 있다. 그리고 100세 이상의 인구 중 43.1%가 노환으로 요양원이나 요양병원에서 여생을 보내고 있다. 이와 같이 100세 장수 시대가 유병장수가 될 때 장수는 축복이 아니라 서로에게 고통으로 다가올 것이다.

이런 상황을 미리 막을 방법은 예방밖에 없다. 예방을 위해서 건강한 장수자들의 식습관을 살펴보면 의외로 단순하다. 소식 등 절제된 식습관, 규칙적인 생활 습관, 낙천적인 성격 등이다.

이와 같이 습관이 중요하다. 이 책에서 소개한 방법을 통해서 건강한 습관을 몸에 익혀 유병장수가 아닌 무병장수의 삶을 살기를 바라마지 않는다. ("100세 이상 3,159명… 장수촌 괴산 "여든이면 경로당 막내유"", 〈중앙일보〉)

# 따뜻한 물 6잔의 기적

1판 1쇄 인쇄 2019년 6월 3일
1판 1쇄 발행 2019년 6월 14일

지은이 조옥구

펴낸이 최준석
펴낸곳 한스컨텐츠
주소 경기도 고양시 일산동구 정발산로 24. 웨스턴돔1 5층. T1-510호
전화 031-927-9279 팩스 02-2179-8103
출판신고번호 제2019-000060호 신고일자 2019년 4월 15일

ISBN 979-11-966920-0-1 10510

이 도서의 국립중앙도서관 출판예정도서목록(CIP)은 서지정보유통지원시스템 홈페이지(http://seoji.nl.go.kr)와 국가자료공동목록시스템(http://www.nl.go.kr/kolisnet)에서 이용하실 수 있습니다. (CIP제어번호 : CIP2019020357)